Manuelle Medizin

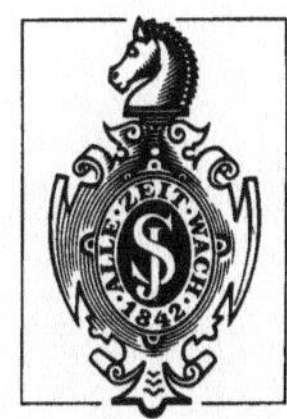

Peter Zenner

Die Schleuderverletzung der Halswirbelsäule und ihre Begutachtung

Mit 32 Abbildungen

Springer-Verlag Berlin Heidelberg New York
London Paris Tokyo

Dr. med. Peter Zenner
Trierer Straße 148 d
6640 Merzig

ISBN-13:978-3-540-16969-7   e-ISBN-13:978-3-642-82885-0
DOI: 10.1007/978-3-642-82885-0

CIP-Kurztitelaufnahme der Deutschen Bibliothek
Zenner, Peter: Die Schleuderverletzung der Halswirbelsäule und
ihre Begutachtung / Peter Zenner. – Berlin ;
Heidelberg ; New York ; London ; Paris ;
Tokyo : Springer, 1987.
(Manuelle Medizin)
ISBN-13:978-3-540-16969-7

Herstellung: Appl, Wemding
2119/3145-543210

Inhaltsverzeichnis

1 Einleitung und Problemstellung

Seit den 50er Jahren, als Gay u. Abbott (1953) mit ihrem klassischen Aufsatz „Common whiplash injuries of the neck" auf steigende Verletztenzahlen bei zunehmender Motorisierung reagierten, ist die Diskussion um die Schleuderverletzung nicht zur Ruhe gekommen: Noch immer stehen sich konträre Auffassungen gegenüber.

So beharren die Vertreter der einen Richtung auf ihrer These, traumatologische Erfahrungen über Heilvorgänge des Körpers müßten auch uneingeschränkt für die Halswirbelsäule (HWS) gelten, andere wiederum weisen auf die verschiedenen Möglichkeiten der Traumatisierung gerade des kompliziert aufgebauten Kopfgelenkbereichs hin und stützen sich dabei auf entwicklungsgeschichtliche und biokybernetische Argumente.

Die Schwierigkeit, das eigentliche „Trauma" zu definieren, zeigte sich auch in der Vielfalt der Begriffe: HWS-Trauma, -zerrung, -distorsion, „neck sprain", „whiplash injury", „extension acceleration injury", Peitschenschlagverletzung, Schnickverletzung, „coup de lapin", „cervical neck strain", zervikozephales Beschleunigungstrauma – alles Bezeichnungen für die indirekte Traumatisierung der Kopf-Hals-Region.

Um die Schwierigkeiten einer Klassifizierung durch Symptome und klinische Befunde zu vermindern, schlug Erdmann (1973) eine nosologische Zuordnung über den zugrundeliegenden Unfallmechanismus vor: Für ihn war der Begriff „Schleuderverletzung" allein auf den Heckauffahrunfall anwendbar.

Eine Eigentümlichkeit der beobachteten Unfallfolgen beschrieben bereits Gay u. Abbott (1953): Das häufige Auftreten pseudoneurasthenischer Syndrome veranlaßte sie, im Schleudertrauma eine „spezielle Verletzung der Persönlichkeit" des Betroffenen zu vermuten.

MacNab (1964) stellte kritisch fest, daß nach seinen eigenen Untersuchungen nur beim Heckauffahrunfall die Entwicklung einer „Nackenneurose" häufig zu beobachten sei, nicht jedoch bei Frontal- oder Seit-zu-Seit-Kollisionen.

Über die Unfallumstände schrieb Hinz (1971):

Die *leichteste Form* der Schleuderverletzung ist eine banale Halswirbelsäulendistorsion, deren krankmachende Bedeutung nach 3–4 Wochen abgeschlossen ist. Die Unfallanamnese dieser Fälle ist typisch:
- Die Leute sind in der Lage, selbständig aus dem Fahrzeug auszusteigen.
- Die polizeilichen Ermittlungen werden unter Mithilfe der Betroffenen gleich am Unfallort abgewickelt.
- Oft werden noch größere Strecken bis nach Hause zurückgelegt.
- Die Hinterhaupt-Nacken-Schmerzen setzen meist erst am nächsten Tag ein.
Jedes Trauma zeigt eine natürliche Heilungstendenz. Die Rückbildung der Beschwerden ist jedoch nicht immer von der Schwere der Verletzung abhängig. Das Fehlen jeglicher Rückbildungstendenz,

gerade bei den leichten Fällen, muß doch aufhorchen lassen. Hier gelten andere Kriterien, als im biologischen Heilverlauf zu eruieren sind, was den Gedanken nahelegt, daß nicht traumatische, sondern stark persönlichkeitsgebundene Motive den Ausschlag geben.

Die subjektive Erlebnissphäre erhellt folgende Äußerung einer zum Unfallzeitpunkt 40jährigen Patientin, etwa 5 Jahre nach dem Unfall:

Seit diesem Unfall bin ich kein vollwertiger Mensch mehr. Wenn ich meine Kinder nicht hätte, für die ich alleine die Verantwortung trage, hätte ich mit meinem Leben schon Schluß gemacht. Es ist nicht zu beschreiben, wie es ist, wenn man ewig mit Schmerzen leben muß. Mit Medikamenten gehe ich erst recht kaputt.

Daß diese beiden so gegensätzlichen Meinungsäußerungen dennoch kennzeichnend sind und 2 Facetten des Schleudertraumas widerspiegeln, läßt sich auch im Dialog der medizinischen Experten in unserer jüngeren Zeit nachweisen: Beim 8. Internationalen Symposium *Neurotraumatologie* 1979 in Erlangen führte Reisner (1980) aus:

Es hat sich nämlich gezeigt, daß infolge von Schleudertraumen der Halswirbelsäule *neurasthenisch-depressiv gefärbte Psychosyndrome* entstehen, die, hypochondrisch-hysteriform imponierend, nicht selten als Ausdruck einer traumatischen Neurose gedeutet werden (Delank, Janzen, E. Müller, Wolter). Neben diesen Verstimmungen klagen die Patienten über Schmerzen in Genick und Hinterhaupt, Scheitelgegend, eventuell bis in die Stirn ausstrahlend, aber auch über Schmerzausstrahlungen in die untere Halswirbelsäule und die Schultern. Die Beschwerden nehmen bei körperlichen Belastungen zu und können sich über viele Monate hinziehen. Obwohl dieses Krankheitsbild uncharakteristisch ist, weiß man, daß es in der Folge von Schleudertraumen immer wieder beobachtet wird.

Inhaltsübersicht

Die vorliegende Arbeit umfaßt 3 Hauptabschnitte:

Im ersten Abschnitt werden bisherige und neuere Anschauungen über die Schleuderverletzung geschildert, wobei insbesondere auf Unfallmechanismus, pathogenetische Konzepte zur Erklärung der Symptomatik, anatomische Besonderheiten im Kopfgelenkbereich, neurophysiologische Forschungsergebnisse und die Problematik der Minderung der Erwerbsfähigkeit und der sog. Chronifizierung eingegangen wird.

Im mittleren Abschnitt wird eine Auswertung von 100 Begutachtungsfällen nach Heckauffahrunfall vorgenommen.

Zuletzt folgt die Auswertung einer Fragebogenuntersuchung von 38 Patienten, ergänzt durch klinische Nachuntersuchung und Testung durch einen Persönlichkeitsfragebogen [Freiburger Persönlichkeitsinventar (FPI), Halbform A] von 18 Patienten und eine abschließende Stellungnahme des Autors.

Teil I

Begriffsbestimmung der Schleuderverletzung

2 Begriffsbestimmung der Schleuderverletzung

2.1 Erdmanns Konzept

Erdmann (1973) versuchte, im Widerstreit der Meinungen Klarheit zu schaffen. Er legte seinen Untersuchungen folgende Definition zugrunde:

Für die Schnickverletzung ist nur der *Auffahrunfall* zuständig, andere Verkehrsunfallgelegenheiten sind es nicht.

Sie umfaßt eine unfalltechnische Beschreibung, nicht aber a priori eine pathogenetische Einheit verbindlicher klinischer Symptome. Seiner Ansicht nach sind auch Ausdrücke wie „ein schweres Schleudertrauma" als ärztliche Diagnose unkorrekt. Für diese Fragestellung verweist Erdmann auf den Kraftfahrzeugsachverständigen als Zuständigen; er relativiert jedoch gleichzeitig: der naheliegende Schluß, daß ein schwerer Unfall mit großen Fahrzeugschäden dem Schweregrad des Verletzungserfolges am lädierten Bewegungsorgan selbst proportional sein müsse, sei nicht zulässig:

Rechtsanwälte reiten besonders gerne auf diesen Tatsachen (hier: große Sachschäden) herum, vergessen aber meistens, daß die angeführten „Tatsachen" den lebendigen Körper der betroffenen Person zu nichts verpflichten; wir sehen klinisch leichte Fälle der HWS-Distorsion bei sehr schweren Verkehrsunfällen dieses Genres, umgekehrt aber auch sehr schwere ... bei einem Auffahrereignis, das sich ... nur in recht gelinden Knautschzonen ausgewirkt hat.

Welche weiteren Faktoren in diese Analyse von Ursache und Wirkung einbezogen werden sollten, sei im folgenden ausgeführt und diskutiert.

(Auch wenn wir davon ausgehen, daß keine unmittelbare Korrelation zwischen den Schäden am Fahrzeug und der Klinik besteht, entbindet uns das nicht von einer subtilen Erfassung aller Faktoren: Um Näheres zum „äußeren" Unfallablauf zu erfahren, wurden deshalb Fragen zu den beteiligten Kraftfahrzeugen, ihren Geschwindigkeiten und Sachschäden in den Fragebogen (s. S. 105) aufgenommen. Meistens jedoch wurden die dafür vorgesehenen Kästchen unvollständig und mit Fragezeichen versehen zurückgesandt.)

Vor allem der „innere" Unfallablauf, d. h. die Kraftübertragung auf den Fahrzeuginsassen, soll näher skizziert werden.

Eine Darlegung der früher angenommenen verschiedenen Unfallmechanismen gibt Erdmann (1973). Er selbst stützt seine eigene Ansicht im wesentlichen auf Versuche von Hinz (1970), der an Leichen Auffahrunfälle unter Laborbedingungen simulierte. Erdmann schreibt:

Die Versuchsanordnung war so gestaltet, daß der Proband auf einem Schlitten bzw. auf einem Autositz montiert war und daß man die Aufprallsituation des Auffahrunfalles von hinten *wirklichkeitsgetreu imitieren* konnte.

Seine Ansicht begründet er selbst folgendermaßen:

Der heute gültige Standpunkt (nach Erdmann 1973)
Wir fassen das Ergebnis unserer Überlegungen über die mutmaßlichen mechanischen Vorausset-
zungen der Schleuderverletzung zusammen; für das heute gültige Vorstellungsmuster gilt nachste-
hende Beschreibung:
1. Das Opfer dieser besonderen Verletzungsform hat in der Regel auf einem Autositz gesessen, der
   zwar mit einer Rückenlehne ausgestattet war, nicht jedoch mit einem ausreichenden Nackenschutz. Nackenschutz ist nur dann gegeben, wenn eine tatsächlich schutzwirksame Kopfstütze
   vorhanden ist (Hinz 1968). Der verantwortliche Unfallmechanismus bestand in einem Auffahrunfall von hinten.
2. Die Schadenslokalisation, d.h. also die örtliche Beschränkung auf die Halswirbelsäule, erklärt
   sich aus dem Umstand, daß die Halswirbelsäule denjenigen Wirbelsäulenanteil darstellt, der sich
   oberhalb des Oberrandes der Rücklehne befindet und daher durch den jähen Beschleunigungs-
   vorschub des Rumpfes primär *nicht miterfaßt* wird.
   Kuhlendahl hat dies seinerzeit sehr treffend so beschrieben: „Rumpf und Schultern werden
   plötzlich unter dem Kopf nach vorne weggerissen" (1964). Mit ausschlaggebend ist dabei die her-
   abgesetzte Grundspannung der Wirbelsäulenhaltemuskulatur bzw. das Nichtvorbereitetsein des
   Opfers, also das Überraschungsmoment.
3. Ausschlaggebend ist weiterhin der Schereffekt beim rasanten Ablauf der von dorsal kommenden
   Krafteinwirkung, nämlich: Parallel zur mittleren Bandscheibenebene eines bestimmten intervertebralen Bewegungssegmentes. Man unterscheidet im Hinblick auf den Schervorgang zwischen
   Schubkraft und Gegenkomponente. Beide müssen gegenläufig ausgerichtet sein, damit es zur
   Scherung kommt.
4. Die Gewalteinwirkung muß „ultraschnell" erfolgt sein.
5. Vorbestehende Verschleißerscheinungen, welche die mechanische Gewebsqualität herabmin-
   dern (Bandscheibendegeneration usw.), haben, wenn sie sich in einem einzelnen Bewegungsseg-
   ment der Halswirbelsäule einnisten, u.U. eine mit-ursächliche Bedeutung beim Zustandekom-
   men der Schleuderverletzung.

Und in der gleichen Monographie:

Will man an einem gertenähnlichen biegsamen Organ eine punktförmige Zusammenhangstren-
nung setzen, d.h. also einen „krachenden" Zerreißschaden, dann muß man schon eine gegenläufige
Gewalteinwirkung zum Ansatz bringen.

Ich fasse seine Position zusammen:
1) Sitz ohne wirksame Kopfstütze,
2) Überraschungsmoment verhindert muskuläre Abwehr,
3) Querkräfte bewirken Scherung,
4) „ultraschnelle" Gewalteinwirkung,
5) Degeneration des Diskus schafft Prädilektionsstellen für Rupturen.

Dann entladen sich die gegenläufigen Kräfte in einer Scherung desjenigen HWS-
Segments, das „zur Richtung des gewaltsamen Anschubes von hinten passend gele-
gen ist".
   Meiner Meinung nach ist dieses reine Modell der „Scherung" jedoch nur *eine*
Möglichkeit realen Unfallgeschehens auf der Straße.
   Vergegenwärtigen wir uns die Bedingungen, an die seine Realisierung gebunden
ist:
- harte, unnachgiebige und steile Rückenlehne ohne Kopfstütze,
- Fixierung von Oberkörper und Becken durch enge Gurtung,
- Oberkante der Lehne auf Höhe des zervikothorakalen Übergangs,
- maximaler Geschwindigkeitsanstieg pro Zeiteinheit (z.B. hohe Geschwindig-

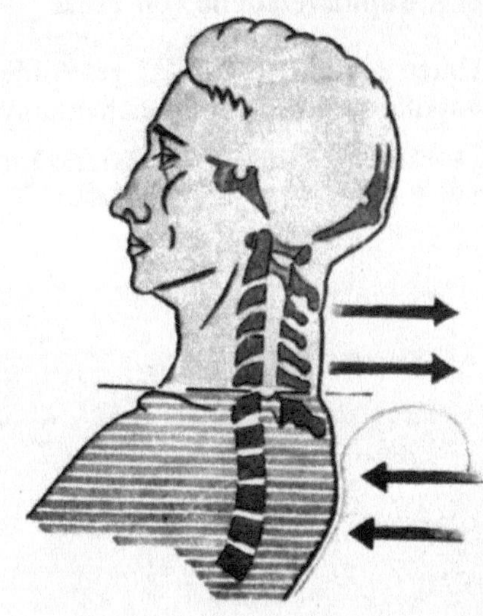

Abb. 1. Scherender Verformungsimpuls durch
Auffahrunfall (Aus Erdmann 1973)

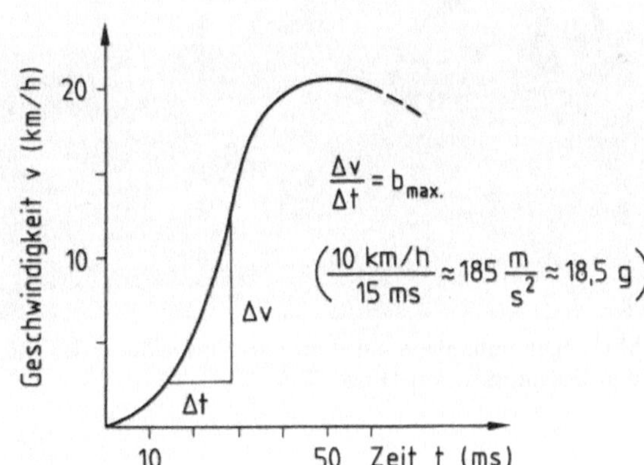

Abb. 2. „Idealelastischer" Stoßprozeß.
Geschwindigkeits-Zeit-Funktion: In ei-
nem kurzen Zeitintervall Δt steigt die
Geschwindigkeit um Δv an

keitsdifferenz der beteiligten Fahrzeuge, geringer Energieverzehr in den Knautschzonen und der Rückenlehne).

Das alles sind Kriterien, die einen fast „idealelastischen" Stoßvorgang zur Folge haben (Abb. 1 und 2). Für ihn steigt die Geschwindigkeits-Zeit-Kurve unmittelbar nach dem Aufprall steil an:

$\dfrac{\Delta v}{\Delta t} = b_{\mathrm{maximal}}$, die starke Steigung ist Ausdruck der hohen Beschleunigung und Impulsänderung.

2.2 Katapultversuche von Hinz

Unter den im Abschn. 2.1 geschilderten Bedingungen führte Hinz (1970) seine Katapultexperimente mit Leichen durch (Abb. 3):

Die Rückenlehnen waren durch zusätzliche rückwärtige Verstrebungen auf dem Katapultschlitten fixiert, so daß sie aus ihrer Verankerung nicht ausbrechen konnten.

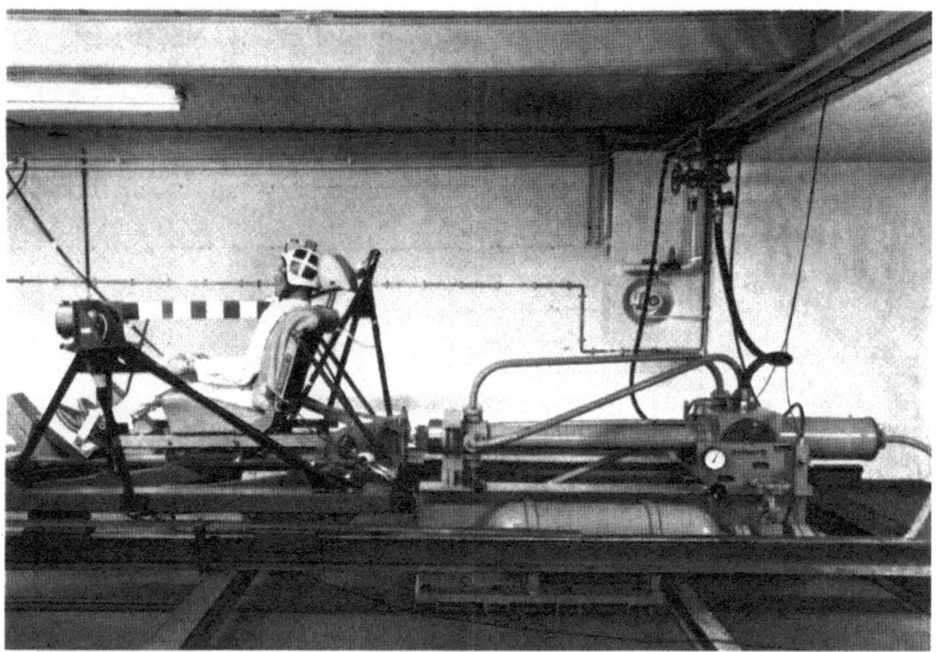

Abb. 3. Katapultanlage auf dem Versuchsgelände des Max-Planck-Institutes für Arbeitsphysiologie in Dortmund. (Aus Hinz 1970)

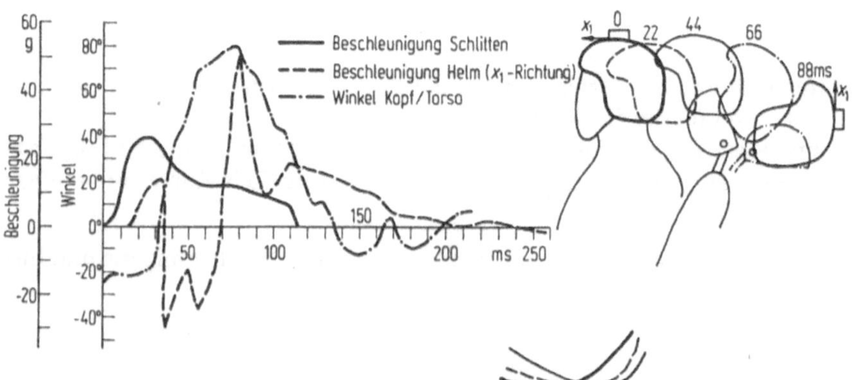

Abb. 4. Stimulation eines Auffahrunfalls mit ungenügender Kopfabstützung. Kopf und HWS bei stoßartiger Beschleunigung des Torsos. (Aus Lange 1972).

Es sollten ja gerade morphologisch nachweisbare Zerreißungen eintreten. Deshalb wurden die Leichen an Körper und Füßen eng festgegurtet, die Rückenlehne des „Serienautositzes" durch schräge Rohrstreben abgestützt und versteift. Von insgesamt 12 dieser „Seriensitz"-Versuche wurden 9 ohne Kopfstütze gefahren.

Die zugehörige Kinetik bearbeitete Lange (1972). Daraus wurde Abb. 4 entnommen (beachte die Kurve *Beschleunigung Schlitten*).

Bezüglich der erzeugten Unfallsituation bemerkte Hinz (1970):

Hier sei einschränkend zu sagen, daß die von uns gewählten Impulsgrößen Verhältnisse simulierten, wie sie nur bei schweren Unfällen in Frage kommen.

2.3 Realer Auffahrunfall

Ganz anders dagegen laufen diejenigen Versuche ab, die mit unveränderten Autoseriensitzen z. B. an der TU Berlin im Auftrag des ADAC (1979) und der Stiftung Warentest (1979) durchgeführt wurden.

Dort findet sich zum Heckaufprall folgendes:

Selbstverständlich hat aber auch bei solchen Unfällen der Autositz eine Sicherheitsfunktion: er muß, zusammen mit der Kopfstütze, den ruckartig in den Sitz gepreßten Insassen auffangen und abbremsen. *Dabei soll sich die Rückenlehne durchaus nach hinten neigen* und sich im unteren Bereich bleibend verformen, aber nicht mehr als um 30–40 Grad. Die Schlittenversuche ergaben jedoch ein schwaches Bild: 3 Sitze versagten total, 4 teilweise. Nur 5 bestanden die Prüfung mit -gut- [total: Lehne brach ab (Anmerkung des Verfassers)].

Die Verformung der Rückenlehne ist also Element der passiven inneren Sicherheit. Die Lehne sollte so beschaffen sein (persönliche Mitteilung von Prof. Dr. Ing. H. Appel, TU Berlin), daß sie sich bei einer Fahrzeugbeschleunigung von 12 g (g = Erdbeschleunigung) von einer ursprünglichen Neigung von 20° auf einen Winkel von 40° bleibend verbiegt. Das garantiert eine maximale Energieabsorption in der Rückenlehne, weil kleinere Kräfte über einen längeren Zeitraum einwirken (sog. „Ride-down"-Effekt).

Daß die Lehnenoberkante (und damit auch eine Kopfstütze!) je nach der Körpergröße des Benutzers an verschiedenen Abschnitten der Brust- bzw. Halswirbelsäule zu liegen kommt, zeigten Vogt et al. (1980) im Anthropologischen Institut der Universität Kiel.

Die Vielfalt sowohl der zu beachtenden Einzelparameter der „Schleuderverletzung" als auch der traumatischen Folgen schilderte Dotzauer (1978) (Abb. 5).

Es müßte noch hinzugefügt werden:

9. Deformation an Knautschzonen und Sitz sowie „Scherung" zu den Mechanismen „Traktion, Flexion und Stauchung".

Das alles erhellt, daß „kleine" biologische und/oder technische Varianten die Kraftübertragung auf den Körper maßgeblich verändern können.

Es sei noch einmal betont, daß gerade das schützende Moment des Energie„verzehrs" in Knautschzonen und Sitzlehne bei der Anordnung des Katapultschlittens von Hinz ausgeschaltet worden ist.

Wie sieht nun der Ablauf eines realen Auffahrunfalls aus? Bei einem unelastischen Stoßprozeß (s. Abb. 6) wird durch Deformationsarbeit Energie „verzehrt".

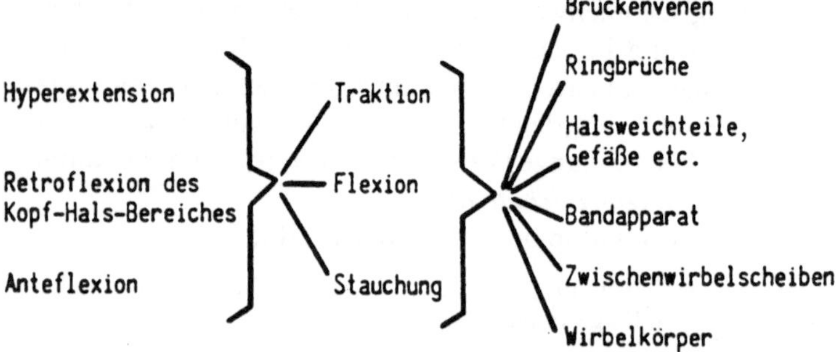

Abb. 5. Bewegungsphasen und Verletzungsmuster, dargestellt am Beispiel indirekter Läsionen im Kopf-Hals-Bereich in Abhängigkeit u. a. von 1. Körperlänge (Sitzgröße), 2. Sitzhaltung eines Insassen, 3. Stellung der Rückenlehne, 4. Höhe der Rückenlehne, 5. Art wie Höheneinstellung der Kopf-Nacken-Stütze, 6. „innerer Sicherheit", 7. Rückhaltesystemen, 8. Aufprallgeschwindigkeit, Fahrzeuggewicht

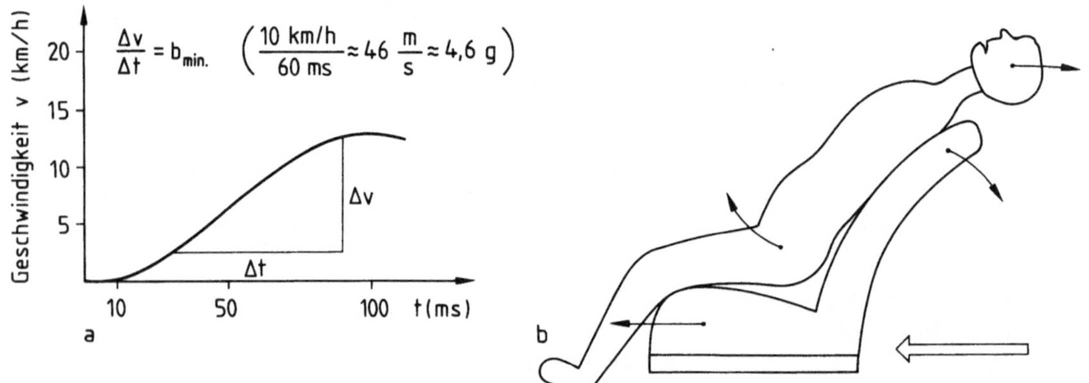

Abb. 6. a Geschwindigkeits-Zeit-Funktion für den unelastischen Stoß. **b** Bewegung von Sitz, Lehne und Insasse

Die Geschwindigkeits-Zeit-Kurve ist flach, d. h. die Beschleunigung des Insassen und seine Impulsänderung bleiben gering. Die Scherkräfte - nach vorne treibende Kraft der Rückenlehne, dagegen gerichtete Trägheitskraft von Kopf und Hals - nehmen ab. Da die kleineren Kräfte außerdem über einen längeren Zeitraum einwirken, verdrehen sich die präformierten Gleiträume - die Zwischenwirbelscheiben - zunehmend gegenüber der Bewegungsebene des PKW (Abb. 6).

Das heißt, Kopf und Hals werden quasi nicht mehr „en bloc" auf dem Rumpf verschoben, sondern bogenförmig nach hinten geworfen und axial unter Spannung gesetzt, so daß alle Gelenke und die übrigen Halsstrukturen einer *Schub- und Zugspannung* ausgesetzt werden. Es erfolgt eine reklinierende Traktion aller Bereiche zwischen Kopf und Thorax.

Folgende Umstände verstärken noch diesen Bewegungsablauf:
- geschwungene oder nach hinten geneigte Lehne,
- weiches, nachgiebiges Lehnenmaterial, Lammfellbezug, Wollpullover,
- fehlender oder nur lose angelegter Sicherheitsgurt.

2.4 Fallschlittenexperiment von Burow

Eine weitere deutsche Arbeit wurde 1974 von Burow unter dem Titel *Zur Verletzungsmechanik der Halswirbelsäule* vorgelegt. Er simulierte u. a. Heckauffahrunfälle ohne Kopfstütze mit menschlichen Torsos, die im thorakolumbalen Übergang abgetrennt und mit gekreuzten Gurten auf einem Fallschlitten festgezurrt waren. Die „Rückenlehne" bestand aus einem gepolsterten, stabilen Rohrgerüst. Es sollten die bei stoßähnlicher Belastung des Kopf-Hals-Systems von rückwärts sich ergebenden Bewegungen und das Verletzungsgeschehen untersucht werden.

Einige Versuche wurden mit Geschwindigkeiten unter 20 km/h gefahren. In der Zusammenfassung schreibt Burow (1974):

Bei geringeren Versuchsgeschwindigkeiten (< 18 km/h) treten *trotz sehr großer Relativwinkel zwischen Kopf und Rumpf keine Verletzungen auf.*

Bei den meisten Versuchen war die Geschwindigkeit höher:

Mit steigender Versuchsgeschwindigkeit (> 20 km/h) treten dann die Verletzungen allein durch Scherkräfte auf.

Das Durchschnittsalter der verwendeten Leichen lag bei 69 Jahren. Auch deshalb ist es nicht überraschend, daß in ca. 90% der Versuche Bandscheibenverletzungen provoziert wurden:

Betrachtet man die Lokalisation der Verletzungen, so konzentrieren sie sich vorwiegend auf die untere HWS bei C 6/C 7 und C 5/C 6. Die mittlere HWS wird in geringerem Maße betroffen, während die obere HWS weitgehend unbeteiligt ist. - So ergibt sich, daß die Verletzungen zuerst und allein in der unteren HWS auftreten und mit wachsender Schwere sich nach oben ausbreiten. - Mit steigender Versuchsgeschwindigkeit treten dann die Verletzungen allein durch Scherkräfte auf (Burow 1974).

Auch Burow (1974) erhielt also Ergebnisse, die die Resultate von Hinz (1970) bestätigen. Unter ihren experimentellen Laborbedingungen, nämlich:
- steife Rückenlehne,
- fixierter Oberkörper,
- Gesetze eines fast idealen Stoßprozesses,

treten charakteristische Verletzungen ein, die dem sie erzeugenden Schermechanismus entsprechen.

2.4.1 Anmerkungen zu den Beobachtungen Erdmanns

Jetzt läßt sich verstehen, warum Erdmann (1973) bei seiner unausgelesenen Serie von 88 durch Auffahrunfälle Verletzten nur bei 7 in den Röntgenaufnahmen sichtbare Befunde erhielt: In der Mehrzahl der Fälle war der Schermechanismus mit genauer punktueller Lokalisation nicht abgelaufen.

Erinnern wir uns noch einmal an seine Interpretation der Katapultversuche von Hinz (1970):

Es ergab sich, daß die unteren HWS-Segmente C 5/C 6 und C 6/C 7 ... von Zerreißungen am häufigsten betroffen wurden. Diese Segmentauswahl *(die nicht ganz mit den Erfahrungen übereinstimmt, die wir bei der klinischen Untersuchung von Frischverunfallten gemacht haben)* wurde nun von

Hinz genauer analysiert. Hinz (1970) kam zu dem Schluß, daß die besprochene Segmentauswahl nicht so sehr durch die mechanischen Besonderheiten der einwirkenden Kraftimpulse bestimmt wurde, als vielmehr durch das selektive Lokalisationsmuster der gleichzeitig vorhandenen, unfallunabhängig entstandenen intervertebralen Verschleißerscheinungen (Erdmann 1973).

Was bedeutet nun der (in Klammern stehende) Einschub? Obwohl Erdmann selbst damit schon die Differenzen zwischen den Verletzungen im Straßenverkehr und den Ergebnissen von Hinz andeutet, werden diese immer wieder in Gutachten zitiert. Hinz (1970) drückte seine Skepsis am Ende seiner Arbeit aus:

... für den Kliniker wird es jedoch weiterhin in einem Teil der Fälle unmöglich sein, die Beschwerden der Verletzten zu objektivieren.

Trotzdem werden in der Begutachtung häufig eben diese nicht „objektivierbaren" Klagen den vorbestehenden Verschleißerscheinungen angelastet. Etwa so:

Direkte Unfallfolgen waren keine mehr nachzuweisen. Die heutigen Zervikalsyndrombeschwerden sind auf degenerative Veränderungen zurückzuführen und nicht mehr auf das Schleudertrauma, welches jetzt 3 Jahre zurückliegt und zur völligen Ausheilung gekommen ist (Nr. 49).
   Hinz hat somit nachgewiesen, daß degenerativ vorgeschädigte HWS-Segmente bedeutend mehr durch Schleuderverletzungen beschädigt werden (Nr. 98).

Wie konnte es dazu kommen?

2.4.2 Eigene Stellungnahme

Der entscheidende Satz von Hinz (1970) lautet:

Die Signifikanz dieser Abhängigkeit zwischen Belastbarkeit und Bandscheibenverschleiß ging so weit, daß man aufgrund der röntgenologischen Vorerhebungen die Segmenthöhe der wahrscheinlichen Traumatisierung voraussagen konnte.

Sicher ist diese Aussage plausibel, aber: sie engt den Blick ein auf röntgenologische Vorschäden und suggeriert, nur dort könne eine Verletzung eintreten.
   Dieser Meinung schließe ich mich so weit an, daß in den Fällen, bei denen es zu makroskopischen Zerreißungen gekommen ist, diese auch vorwiegend in den „vorgeschädigten" Segmenten lokalisiert sein werden.
   Dies darf aber nicht zu dem Fehlschluß verleiten, daß die Hauptwirkung der Kraft bei realen Verkehrsunfällen ebenfalls nur in der unteren HWS zur Entfaltung komme.
   Vor allem kann diese Voraussetzung nicht zutreffen, wenn ein Schleudertrauma 1. Grades (nach Erdmann 1973) vorliegt, welches – per definitionem – keine faßbaren morphologischen Destruktionen verursacht.
   Als letzter Aspekt sei noch das Durchschnittsalter der von Hinz (1970) verwendeten Leichen genannt, das für die kraftfahrende Bevölkerung nicht repräsentativ ist: 61 Jahre. (Dagegen beträgt dasjenige der vom Verfasser nachkontrollierten Fälle zum Unfallzeitpunkt 42 Jahre). Daß sich hier ein Umdenken anbahnt, wird auch in der Fachliteratur deutlich.
   Zu dem Problemkreis „vertebragen (mit)verursachter Kopfschmerz" schrieben Barolin u. Meixner (1981):

Im Rahmen der zunehmenden Erfahrungen auf dem Gebiet der Verkehrstraumatologie muß man heute sagen, daß wahrscheinlich gerade beim Schleudertrauma eine zu enge Begutachtungspraxis bestand und teilweise noch besteht.

Sicherlich ist es falsch, das Beschwerdebild nur anhand radiologisch faßbarer Zeichen bewerten zu wollen.

2.4.3 Kernsätze zum Unfallmechanismus

1) Die genannten experimentellen Untersuchungen reichen nicht aus zur Beschreibung des Unfallmechanismus und seiner Folgen bei den „leichter verletzten" Unfallpatienten.
2) Eine realistische Zuordnung: hier „Unfallumstände" – dort „Verletzungsfolge" ist in den seltensten Fällen möglich.
3) „Hohe Fahrzeugschäden", „verbogene Lehnen", „ausgerissene Sitze" können paradoxerweise Ausdruck einer Schutzwirkung sein (sog. „Ride-down-Effekt" durch plastische Deformation) und müssen vorsichtig interpretiert werden.
4) Die Notiz „Gurt und Kopfstütze vorhanden" darf nicht ungeprüft als „Beweis" herangezogen werden, daß eine „Verletzung" nicht vorliegen könne.

Zur Verdeutlichung 2 Beispiele

Gutachten Nr. 51
Männlich, 42 Jahre. Keine Angabe über Gurt und Kopfstütze. Fahrer in PKW an roter Ampel. Auffahrunfall durch PKW. Rückenlehne brach ab. Fahrer ins Heck geschleudert, beide PKW Totalschaden.

Gutachten 13 Monate nach dem Unfall
Keinerlei Kopf-Nacken-Beschwerden, sondern Reaktivierung einer Lumboischialgie (in der Vorgeschichte 5 Jahre zurück findet sich eine Nukleotomie).

Gutachten Nr. 47
Männlich, 41 Jahre. 2-Punkt-Schultergurt und Kopfstütze vorhanden. Überdurchschnittliche Körpergröße. Hält in Einbahnstraße, um Vorderfahrzeug das Einparken zu ermöglichen. Auffahrunfall durch LKW. Am PKW ein Schaden von 5000.– DM.

Gutachten 10 Monate nach dem Unfall
Nacken-Hinterkopf-Schmerzen bis zur Scheitelmitte, bis hin zu Brechreiz. Schwindel beim Bücken.

Sinngemäße Beurteilung
Da Gurt und Kopfstütze vorhanden waren, kann kein Schaden eingetreten sein.

Vor der in einem späteren Abschnitt folgenden Abhandlung über die Unfallanalyse und über die im Kopfgelenkbereich wirkenden Kräfte werden nun im nächsten Kapitel für das Verständnis der Zusammenhänge wichtige anatomische, muskuläre und physiologische Gegebenheiten referiert.

Teil II

HWS und „Kopfgelenke“

Begutachtungsproblematik

Ätiologische Theorien

3 HWS und „Kopfgelenke"

3.1 Anatomie und Gelenkmechanik

(Auf Bau und Exkursionsmöglichkeiten der eigentlichen HWS von Th 1–C 2, nämlich auf die gekoppelte Seitneigung-Rotation, soll hier nicht näher eingegangen werden.)

Ältere Untersuchungen der HWS- und Kopfgelenkmotilität, z. B. das *Handbuch der Anatomie und Mechanik der Gelenke* von Fick (1911), bedienten sich anatomischer Präparate und klinischer Messungen an Lebenden.

Die folgenden Ausführungen entstammen im wesentlichen der *Physiologie articulaire* von Kapandji (1979) sowie aus Knese (1949) und aus v. Lanz u. Wachsmuth (1979).

Die obere Wirbelsäule unterteilt sich in den Halsstiel, der die homologen Wirbelkörper C 7 bis C 3 umfaßt, sowie den Kopfgelenkabschnitt der HWS, gebildet von Axis (C 2), Atlas (C 1) und Okziput (O); (Abb. 7); O/C 1 bildet das obere, C 1/C 2 das untere Kopfgelenk. Diese beiden Gelenke sind die wesentlichen Teile der „fast"

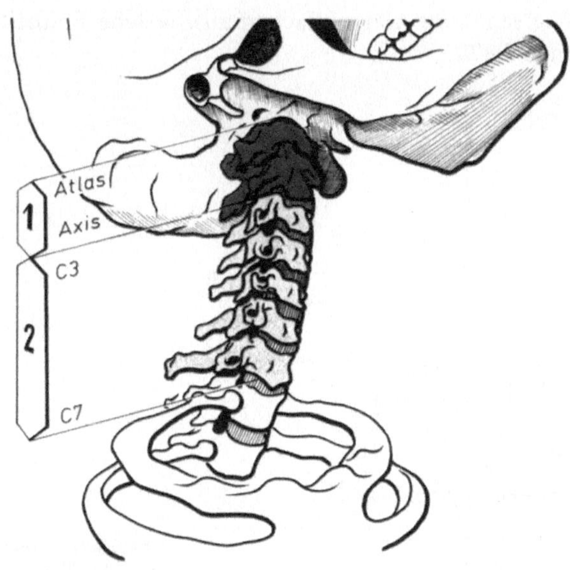

Abb. 7. Kopfgelenkabschnitt und HWS. (Aus Kapandji 1979)

kardanischen Kopfhalterung mit den 3 Freiheitsgraden der Bewegung („fast" deshalb, weil die Natur das Bauprinzip der rotierenden Welle nicht kennt und deshalb
reine Bewegungen ausschließlich in nur *einer* Ebene nicht immer möglich sind).

3.2 „Kopfgelenke"

Nun zu dem Kopfgelenkaggregat, d. h. dem Atlantoaxialgelenk und dem Atlantookzipitalgelenk.

Bevor wir uns mit der Gelenkmechanik befassen, sei bemerkt, daß klassische
Röntgenverfahren, die für seitliche und a.-p.-Aufnahmen eingesetzt werden und
hier auch funktionelle Messungen erlauben, bei der Abschätzung der Rotationsbe-
träge der Etagen C 1/C 2 und besonders O/C 1 leider keine zureichende Hilfe bieten: Die nötigen axialen Aufnahmen lassen sich am Lebenden aus plausiblen Gründen nicht gewinnen.

Kapandji (1979) gibt für die „Kopfgelenke" summarisch folgende *Exkursionsmöglichkeiten* an:

> Retroflexion-Anteflexion   20–30°,
> Seitneigung etwa   3° nach jeder Seite (nur in O/C1!)
> und Rotation etwa   25° nach jeder Seite.

Die Rotation bestimmt er kurzerhand aus einer Differenzüberlegung: Kopfgesamtbeweglichkeit minus Beweglichkeit Th1/C 2 ergibt den Kopfgelenkanteil, wobei er
dann den errechneten Betrag von 25° auf beide Etagen gleichmäßig verteilt, was
später noch näher diskutiert werden soll (s. Abb. 8).

3.2.1 Unteres Kopfgelenk

Wie sehen die Gelenkflächen aus, welche Freiheitsgrade der Bewegung ermöglichen Sie?

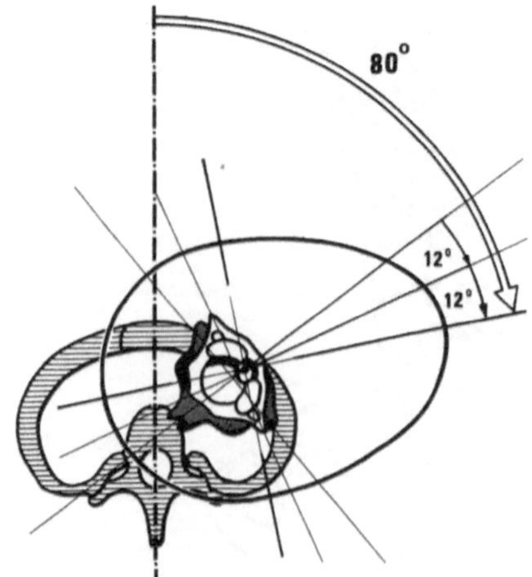

Abb. 8. Kopfgesamtbeweglichkeit und Beweglichkeit der Kopfgelenke. (Aus Kapandji 1979)

(Die Unterseite der Axis entspricht genau dem Bauprinzip der darunterliegenden homologen Intervertebralgelenke und bleibt jetzt außer Betracht.)

Im Niveau C1/C2 besitzen die Knorpelflächen eine überraschende Gestalt: Sie sind nicht plan, wie es für aufeinander gleitende Flächen zu erwarten wäre, sondern konvex. Bei einer Rotation nähern sich Atlas und Axis (s. Abb. 11) einander an; wird die Axis als Bezugspunkt festgehalten, dann führt der Atlas eine helikoidale Drehung aus und tritt tiefer. Die Gelenkfläche am Axiszahn (s. Abb. 9) dient dem Atlas als Widerlager, wo er durch das Lig. transversum atlantis (1 in Abb. 10) elastisch fixiert wird.

So gibt es Kapandji (1979) an, der sich dabei auf Fick (1911) beruft. Etwas abweichend beschreibt Knese (1949) aufgrund eigener morphologisch-anatomischer Studien die unteren Gelenkflächen des Atlas nicht als konvex, sondern eher als plan, bisweilen sogar als leicht konkav und vertritt weiter die Ansicht, daß bei einer Rotation diejenige Gelenkfläche des Atlas, nach deren Seite die Drehung erfolgt, sich nach unten bewegt und allein in Kontakt bleibe, während es auf der Gegenseite zu einem Klaffen des Gelenkspalts komme.

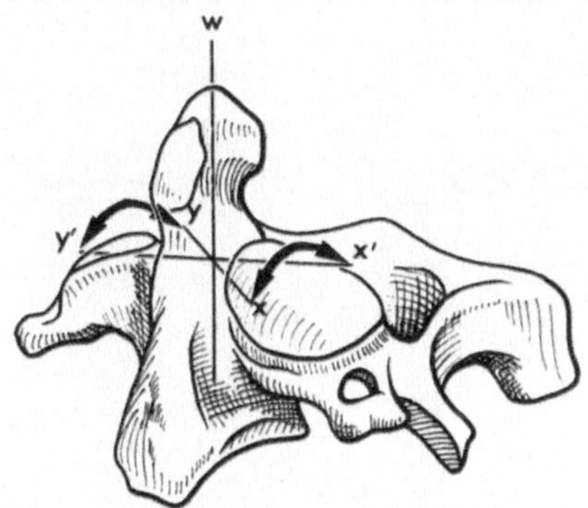

Abb. 9. Gelenkfläche am Axiszahn. (Aus Kapandji 1979)

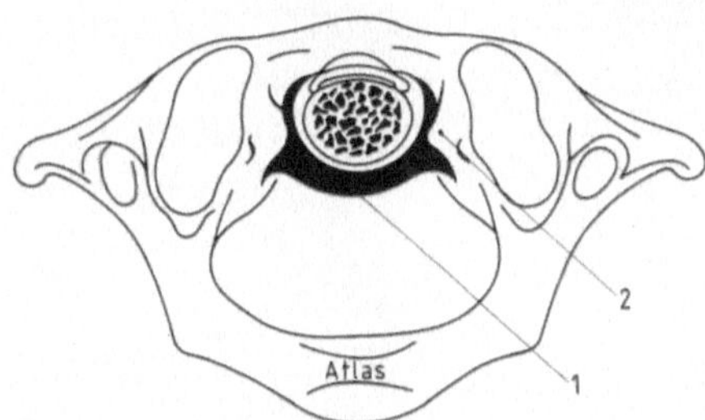

Abb. 10. Atlas mit quergeschnittenem Dens. *1* Lig. transversum atlantis, *2* Atlashöcker. (Aus Kapandji 1979)

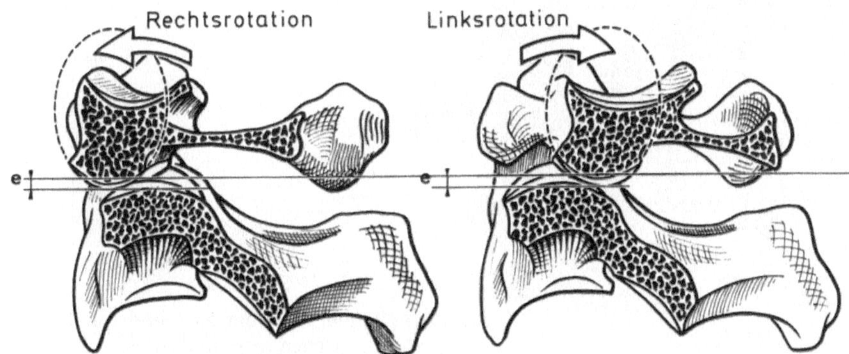

Abb. 11. Annäherung von Atlas und Axis bei Rotation. (Aus Kapandji 1979)

Dies nehmen auch v. Lanz u. Wachsmuth (1979) als zutreffend an. An den beiden letzten Abbildungen (Abb. 9 und 11) läßt sich auch leicht ablesen, wie Retro- und Anteflexion zustande kommen: Der Atlas vollzieht eine Art „Rollgleiten" auf der Axis, die in Sagittalrichtung gebogene vordere Gelenkfacette des Dens dient als Führung. Bei der Seitneigung müßte der Atlas in der Transversalebene auf der Axis rutschen können – die Abb. 10 erhellt, daß das Anschlagen der Atlashöcker (*2* in Abb. 10) am Zahn diese Bewegung so rasch blockiert, daß praktisch keine Bewegung stattfindet (Angabe von Kapandji 1979).

3.2.2 Oberes Kopfgelenk

Die Gelenke zwischen Kopf und Atlas sind folgendermaßen beschaffen: Die eiförmigen Okziputkondylen ruhen in flachen, länglichen Gruben des Atlas, die nur nach lateral nennenswert ansteigen – s. dazu den Frontalschnitt auf der folgenden Abb. 12.

Wie die Abb. 12 zeigt, ist die Seitneigung keine bevorzugte Arbeitsrichtung: Der Winkel beträgt ca. 3°, weil die Bänder und Gelenkkapseln sich rasch spannen und die Seitneigung begrenzen, lange bevor der innere Rand des Foramen magnum den Dens erreicht (Angabe von Kapandji 1979).

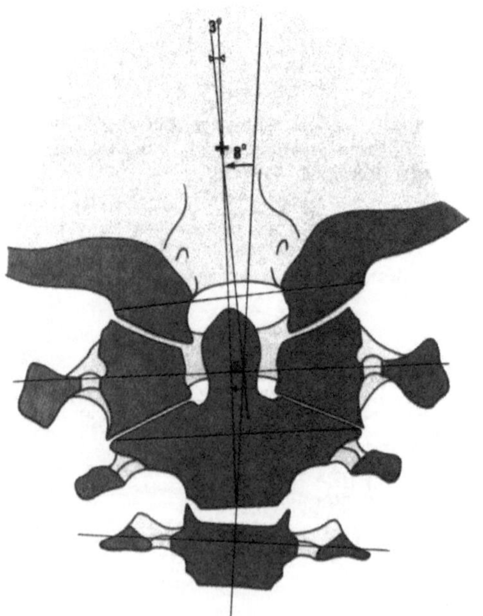

Abb. 12. Frontalschnitt durch die Gelenke zwischen Kopf und Atlas.
(Aus Kapandji 1979)

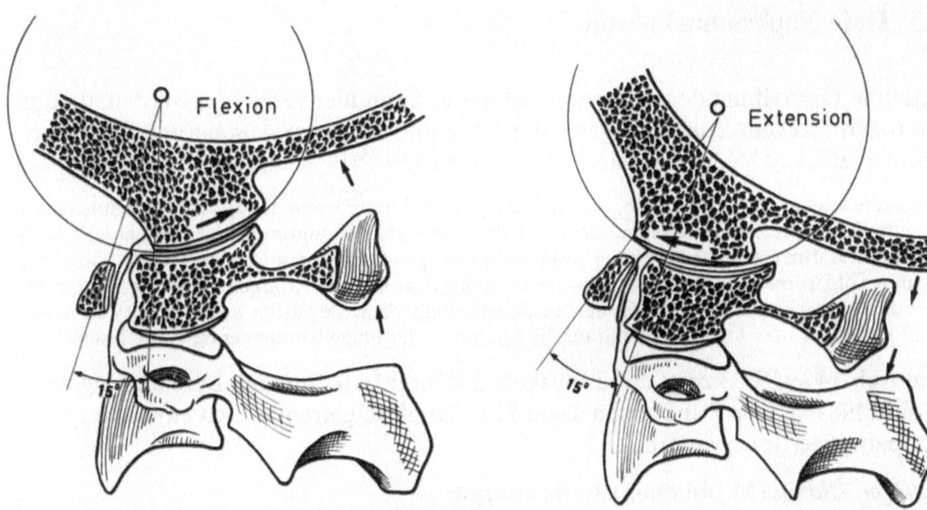

Abb. 13. Bewegung der Gelenke in der Sagittalebene

Weit mehr Bewegung lassen die Gelenke in der Sagittalebene zu (Abb. 13). Flexion und Extension erreichen zusammen 15°.

Ganz verschieden sind die Ansichten über die Rotationsmöglichkeit: Kapandji (1979) (s. S. 18) teilt dem oberen Kopfgelenk 12° pro Seite zu, ohne dies näher zu belegen.

Fick (1911) vertritt eine gegenteilige Position:

Eine irgendwie beträchtliche Kreiselung des Hinterhauptes in den Atlaspfannen um eine Vertikalachse ist durch die Form und Anordnung der Gelenkflächen ... ausgeschlossen.

Knese (1949) schreibt:

Der Gelenkschluß im (oberen) Kopfgelenk findet einerseits durch die Schwere statt, andererseits durch die kaudal fortbewegend wirkenden Komponenten der dorsalen und ventralen Muskulatur.

Er läßt für Okziput auf Atlas nur eine minimale, indirekte Zwangsrotation zu, wenn durch maximale Seitneigung in O/C1 über die an der Densspitze fixierten Flügelbänder (Ligg. alaria) ein rotatorischer Effekt von etwa 3° ausgelöst werde. Für ihn liegen die Hauptgründe für das Fehlen einer aktiven singulären Rotation im festen „Gelenkschluß durch die Schwere des Kopfes und der an ihm angehängten Weichteile, die wie die Stabilisierungstaue eines Luftballons wirken". (Daß die Muskelmechanik und die kinematischen Gesetze der schiefen Ebene diese Ansicht stützen, wird im Abschn. 3.3 begründet werden.)

Die Domäne des Atlantookzipitalgelenks ist also die Nickbewegung, ganz gering ist die Seitneigung, unmöglich die alleinige aktive Rotation. Diese wiederum ist die Hauptarbeitsbewegung der Etage C1/C2, die auch eine geringe Anteflexion-Retroflexion, aber keine Seitneigung enthält. Im ganzen resultiert die „kardanische" Kopfhalterung mit den auf S. 18 genannten Gesamtwinkelwerten.

3.3 Tiefe Nackenmuskulatur

Auf eine Darstellung der äußeren Muskulatur kann hier verzichtet werden, da nur
die tiefen Nackenmuskeln wegen ihrer Lage und neuralen Ausstattung für unsere
Problematik von Bedeutung sind. Dazu Knese (1949):

Die kurzen tiefen Nackenmuskeln, Mm.nuchae profundi, setzen weit genug von den Drehachsen
an, um ein entsprechendes Drehmoment zu haben. Obwohl sie aufgrund ihrer Fleischdicke auch
genügend kräftig erscheinen, sind sie wohl nicht bewegende Faktoren im eigentlichen Sinne. Sie
werden wohl überwiegend die Haltungs- und Stellungsfaktoren des Kopfgelenks darstellen, besonders da sie zumeist nur auf eines der beiden Gelenke einwirken. Sie dürfen wesentlich für die richtige „Einstellung" des Atlas und damit für die Spannung der Flügelbänder verantwortlich sein.

Die Abb.14 auf S.23 zeigt diese Muskeln mit ihrer funktionellen Bezeichnung nach
Wolff (1981 a). Ihre Funktionen seien kurz skizziert, getrennt nach einseitiger bzw.
doppelseitiger Innervation.

Rotator Atlantis (M. obliquus capitis inferior)
- einseitig: Rotation in C1/C2,
- beidseitig: Retroflexion in C1/C2.

Bei der Rotation kommt es zur Verkürzung der Distanz Atlas-Axis, bei aufrechter
Haltung tritt der Kopf wenige Millimeter tiefer (s.S.19). Meiner Ansicht nach ist
diese Rotation aus der Neutralstellung heraus energetisch begünstigt: Die poten-
tielle Energie des Kopfes setzt sich in die kinetische Energie des Drehens um, und
dies um so mehr, je stärker die Drehung und die Verkürzung des betreffenden Rota-
tormuskels wird. Der antagonisierte gegenüberliegende Rotator wird gleichzeitig
vorgedehnt, denn er wird bei der Rückführung des Kopfes die größere Hubarbeit
verrichten müssen.

Rotator capitis (M. rectus capitis posterior major)
- unterstützt bei einseitiger Kontraktion die Rotation des Kopfes in der Etage
  C1/C2 (!) mit gleichzeitiger Seitneigungskomponente in O/C1 (nach Angriffs-
  punktlage und wegen Verkürzung der Kopf-Axis-Distanz).
- Beidseitige Kontraktion ergibt Retroflexion des Kopfes in O/C1 und C1/C2.

Rectus medialis (M. rectus capitis posterior minor)
- Retroflexion in O/C1, mit geringer Seitneigungskomponente bei einseitiger Innervation.

Rectus lateralis (M. obliquus capitis superior)
(Rectus dorsalis lateralis)
- Einseitige Kontraktion: seitneigend in O/C1 (laut Fick 1911 und Knese 1949
  ebenda geringe rotatorische Komponente mitenthalten).
- Beidseitig: Retroflexion in O/C1.

(Natürlich beteiligen sich auch alle übrigen an Kopf und Unterkiefer ansetzenden
Muskeln durchaus je nach ihrer Lage und Kraft an den genannten Bewegungen, sie
unterscheiden sich jedoch in ihrer neuralen Versorgung und Steuerung von den segmentalen autochthonen Muskeln, was später noch besprochen werden soll.)

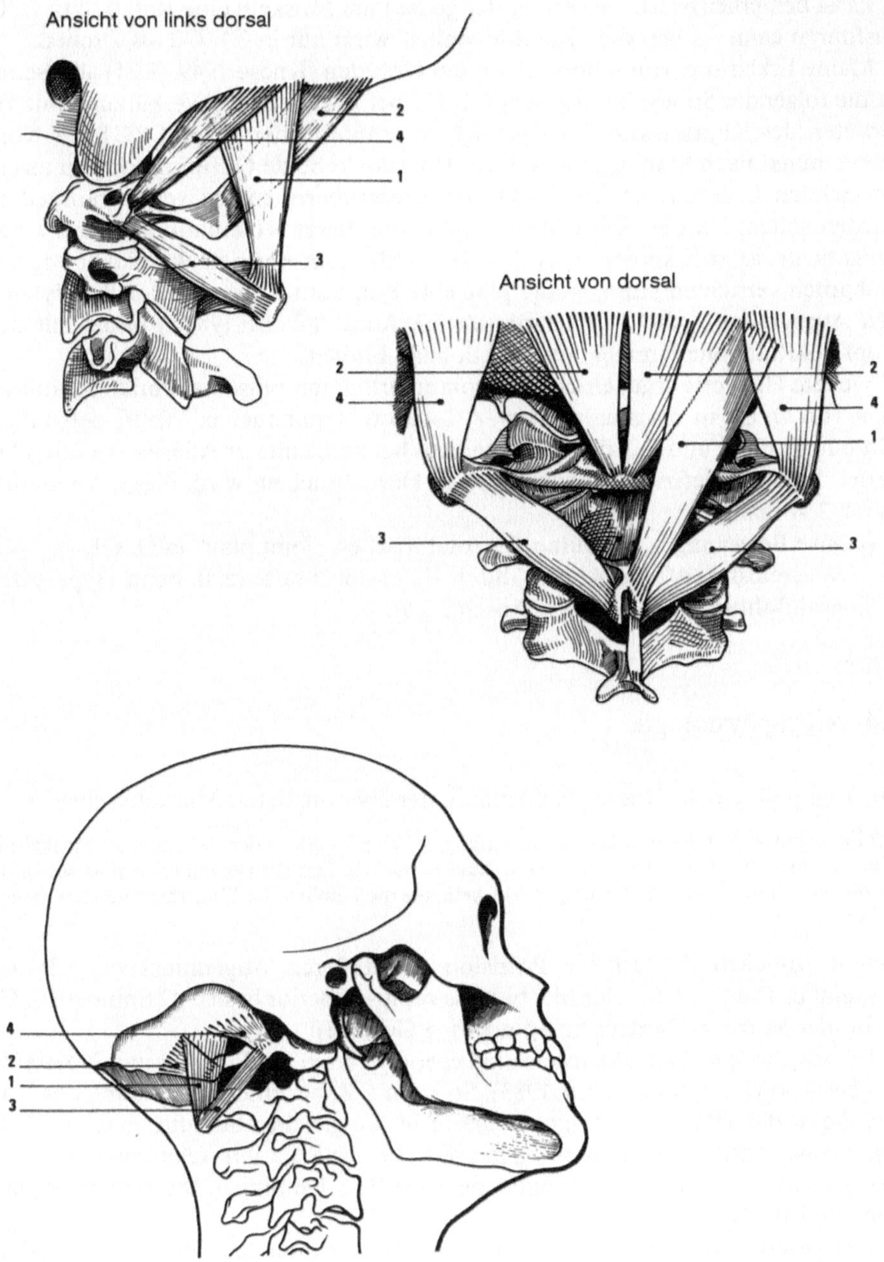

Abb. 14. Die tiefe Nackenmuskulatur und ihre Bezeichnung nach Wolff (1981 a). (Aus Kapandji 1979)

1 M. rectus capitis posterior major   (M. rotator capitis)
2 M. rectus capitis posterior minor   (M. rectus medialis)
3 M. obliquus capitis inferior   (M. rotator atlantis)
4 M. obliquus capitis superior   (M. rectus lateralis)

Es ist bemerkenswert, daß keiner der genannten Muskeln eine Rotation in O/C1 ausführen kann – sogar der „Rotator capitis" wirkt nur in C1/C2 als Dreher.

Meine Erklärung, von schon genannten Gründen (Knese 1949, S. 21) abgesehen, ist die folgende: So wie im Segment C1/C2 bei Rotation eine Verkürzung mit Tiefertreten des Kopfschwerpunkts erfolgt, so müßte in der Etage O/C1 der Kopfschwerpunkt nach kranial gehoben werden, sobald beide Okziputkondylen aus ihrer stabilen Lage im tiefsten Punkt der Atlasgruben nennenswert herausgedreht werden sollen. Da die aktive Muskelspannung dieser Kinematik geradezu entgegengerichtet ist, d. h. keiner der vorhandenen Muskeln eine nach kranial bewegende Hubarbeit verrichten kann, ist die plausible Folge ein Verharren der Kondylen in den Atlasgruben – die „Mitnehmerscheibe Atlas" (Wolff 1981 a) bildet mit dem Kopf bei Rotationen immer eine funktionelle Einheit.

Weitere Hinweise ergeben sich aus computertomographischen Funktionsaufnahmen von O/C1 in maximaler aktiver Rotation (Faulhauer u. Wolff, persönliche Mitteilung 1980) und aus der Tatsache, daß bei kongenitaler Atlasassimilation keinerlei Rotationsdefizit beobachtet wird. Durchbrochen wird diese Arretierung durch 2 Vorgänge:
- passive Bewegung, z. B. Prüfen des rotatorischen „joint play" in O/C1,
- „Schwerelosigkeit" des Kopfes durch Extensionskräfte (z. B. beim Hyperextensionsauffahrunfall, Deutung s. Abschn. 3.5).

3.4 Neurophysiologie

Zu Beginn sei erneut Knese (1949) zitiert, der über die tiefen Muskeln schreibt:

Mit der damit verbundenen präzisen Einstellung des Kopfes dürfte der Reichtum an Muskelspindeln zusammenhängen, die in den kurzen Nackenmuskeln fast ebenso zahlreich sind wie in den Lumbricales und Interossei, denjenigen Muskeln, die die Feinheit der Fingerbewegungen gewährleisten.

Damit erreichen sie fast die Präzision der äußeren Augenmuskeln (z. B. laut Schmidt u. Thews 1976): Der M. obliquus capitis superior besitzt 42 Spindeln/g Gewebe, der M. triceps brachii 1,5 Spindeln/g Gewebe).

Die zugehörigen Gelenkkapseln sind ebenfalls reich mit Proprio- und Nozizeptoren bestückt (Literatur s. Wolff 1983). So kann z. B. bei einer Seitneigung des Kopfes, die in der HWS eine Zwangsrotation in die gleiche Richtung miteinschließt, durch eine gegenläufige Bewegung in C1/C2 diese Rotation wegkompensiert werden, so daß die Augen in der Frontalebene bleiben (Penning u. Brugger, zitiert nach Kapandji 1979).

Die große Bedeutung der Kopfgelenke für Haltung und Bewegung wird im Abschn. 5.3 weiter erklärt werden.

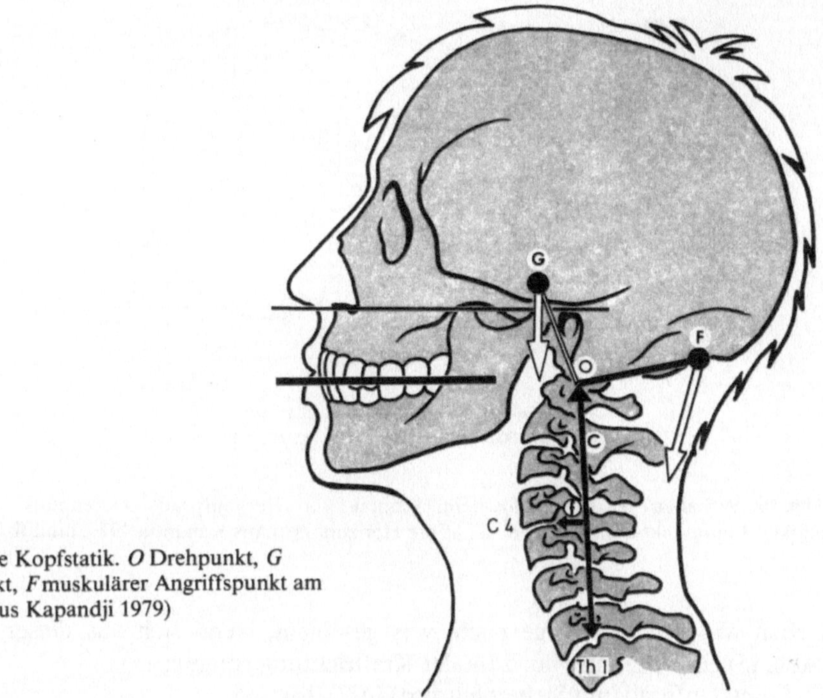

Abb. 15. Die Kopfstatik. *O* Drehpunkt, *G* Schwerpunkt, *F* muskulärer Angriffspunkt am Okziput. (Aus Kapandji 1979)

3.5 Analyse des Unfallmechanismus unter realen Crashbedingungen

Die Tatsache, daß der Massenschwerpunkt des Kopfes nicht mit seinen transversalen Drehachsen zusammenfällt, ist zwar schon lange bekannt. Welche Konsequenzen sich daraus aber für den auf S. 9 geschilderten Unfallablauf ergeben könnten bzw. für die unterschiedlichen Unfallfolgen bei Frontal- und Heckaufprall, über deren Verschiedenartigkeit sich z. B. MacNab (1964) (s. S. 39 oben) wunderte, möchte ich – wenn auch vorerst ohne eigene praktische Beweise – jetzt darstellen.

Über die Kopfstatik informiert Abb. 15: Auflagepunkt O in den Okziputkondylen, Schwerpunkt G in Höhe der Sella turcica, muskulärer Angriffspunkt F am Okziput.

Bei aufrechter Kopfhaltung vorgegebene Ausgangssituation:

1) Der Kopfschwerpunkt liegt ventral und oberhalb des Auflagepunktes.
2) Die dorsale Muskulatur hält den Kopf in der Waagerechten.
3) Die Halslordose verlagert den Kopfschwerpunkt nach dorsal und hält die von den Nackenmuskeln aufzubringende Balancekraft F klein.
4) Die ventrale Muskulatur (M. longus capitis und M. rectus capitis ventralis) ist schwach – Knese (1949):

   Die prävertebralen Muskeln haben ein sehr geringes Drehmoment, da sie sehr dicht an den Drehachsen und fast senkrecht zum Schwerpunkt des Kopfes ansetzen.

5) Die Anteflexion wird durch Unterkiefer und Sternum begrenzt.
6) Die Retroflexion wird durch das Aufeinanderpressen der Proc. spinosi begrenzt.

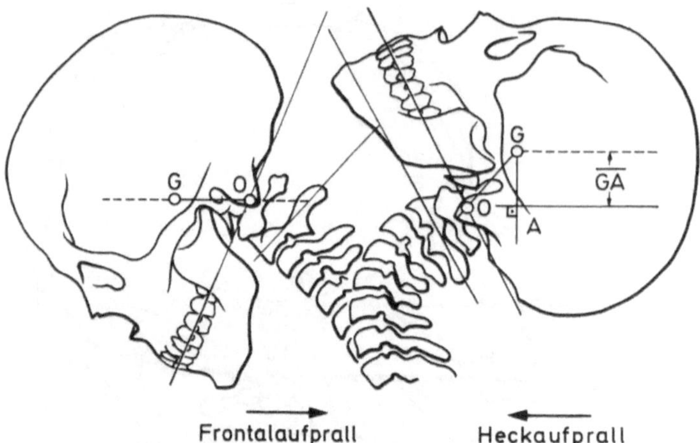

Abb. 16. Verhalten der Kopfstatik beim Frontal- und Heckaufprall. *O* Drehpunkt, *G* Schwerpunkt, *A* Fußpunkt des Lotes von *G* auf die Horizontale. (Aus Kapandji 1979, modifiziert)

Gehen wir jetzt der Frage nach, was geschieht, wenn sich aus dieser Position (Abb. 15) ein Unfall mit horizontaler Kraftrichtung ereignet.

1) Frontalaufprall (mit Sicherheitsgurt) (Abb. 16)

Es kommt zu einer maximalen Anteflexion. Kinn am Brustbein. Schwerpunkt G in der gleichen waagerechten Ebene wie Drehpunkt O. Bei andauernder Beschleunigung wird das Drehmoment in der Sagittalebene Null. Axiale Traktion der Kopfgelenke in der Waagerechten.

2) Heckaufprall

Es kommt zu einer maximalen Retroflexion (vgl. Abb. 16). Die Processus spinosi pressen sich aufeinander. Schwerpunkt G über den Drehpunkt O nach hinten verlagert. Distanz GA senkrecht zur horizontalen Kraftrichtung: $\overline{GA} < \overline{OG}$.

Drehmoment D um Achse O: D = Kraft · Kraftarm = Kopfmasse · Beschleunigung · $\overline{GA}$. Es resultiert ein hebelndes Aufklappen der Kopfgelenke unter axialer Traktion.

Dazu ist folgendes anzumerken:

1) Frontalaufprall (mit Sicherheitsgurt)
   - Eine ursprünglich vorhandene seitliche Rotation des Kopfes korrigiert sich zur Neutralstellung.
   - Kinn und Nackenmuskeln begrenzen die Anteflexion.
   - Das Kopfdrehmoment nimmt ab; bei andauernder Beschleunigung geht es gegen Null.

2) Heckaufprall
   - Eine ursprünglich vorhandene seitliche Rotation des Kopfes wird weiter verstärkt - rotatorischer Impuls.
   - Ventrale Strukturen bieten kaum Halt, der Mund öffnet sich.
   - Es bleibt ein Kopfdrehmoment D in der Sagittalebene wirksam, D = Kopfmasse · Beschleunigung · Strecke $\overline{GA}$.

Überraschungseffekt beim Heckaufprall

Es scheint sehr fraglich, ob bei einem drohenden Heckauffahrunfall eine Abwehrspannung der ventralen Muskulatur den Fliehkräften in nennenswertem Ausmaß entgegen wirken kann.

3.6 Experimentelle Belege für den Reklinationsmechanismus

Kernstück dieser Auffassung ist die Berücksichtigung der Schwerpunktlage des Kopfes – die HWS „eilt" unter ihm hindurch, es baut sich durch die andauernde Beschleunigung der HWS ein reklinierendes Kopfdrehmoment auf, das nach Stauchung aller kompressibler dorsaler Gewebe den Kopf aus den oberen Kopfgelenken herauszuhebeln trachtet.

Welche Anhaltspunkte finden sich bei Burow (1974) und Hinz (1970) für diesen Vorgang?

Dazu betrachten wir v.a. die „mißglückten" Versuche, d.h. wo durch anschließende Sektion keine Zerstörungen auffindbar waren. Daß Burow und Hinz die Kopfbewegung nicht deutlich herausstreichen, erklärt sich aus ihrem Interesse für die *untere* HWS. Außerdem ereignet sich dieser Mechanismus zeitlich nach einer unteren Scherbelastung. Die Phasen der Retroflexion des Halses zeigt Abb.17.

Burow konnte diese Bildfolge kinematographisch bestätigen.

Die Zeitfunktionen seiner Versuche zeigt z.B. Abb.18.

Von Bedeutung sind: Kopfmoment FKM (Nm) und Kopfwinkel φK (ca. 100°). (Beachte: Der Rumpfwinkel φR bleibt fast konstant – bedingt durch starre Lehne und feste Gurtung!)

Beschreibung von Burow (1974):

... und erzeugen dadurch im Kopfgelenk ein rückdrehendes Moment, welches dem Kopf eine negative Winkelbeschleunigung verleiht: Der Kopf beginnt, sich rückwärts zu drehen.

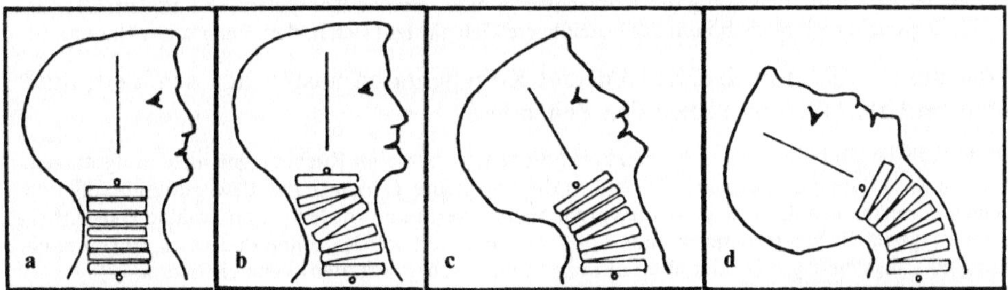

Abb. 17 a–d. Die Phasen der Retroflexion des Halses (schematisch). **a** Stellung vor dem Stoß. **b** Der Körper des Insassen ist nach vorne beschleunigt, der Kopf jedoch noch unbewegt. **c** Der Kopf dreht sich nach hinten, der obere Teil der HWS ist wieder entlastet. **d** Die Drehbewegung des Kopfes wird durch weitere Extension des Halses verzögert. Der Insasse hat nun die Geschwindigkeit des Fahrzeugs. Der Kopf wird wieder nach vorne geschleudert. (Aus Fabricius 1969, nach Burow 1974)

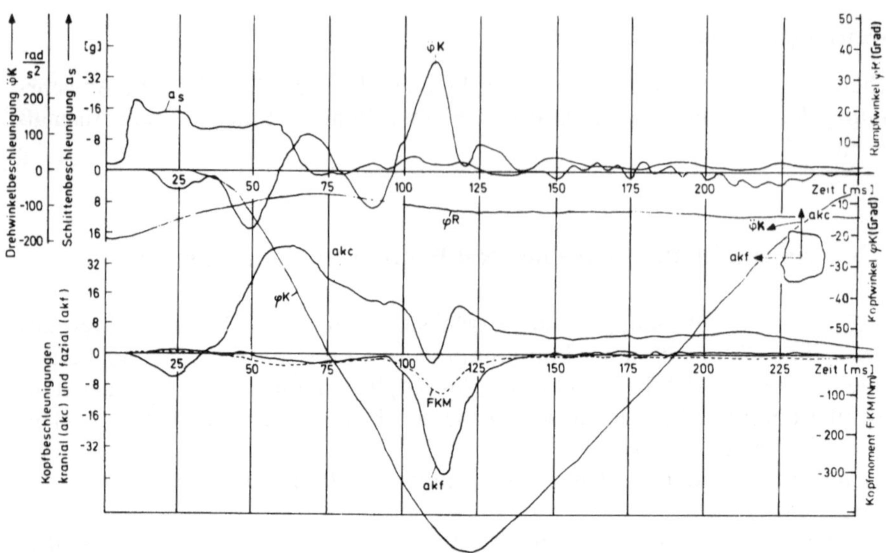

Abb. 18. Zeitfunktionen des Versuchs 31, Retroflexion ohne Kopfstütze, vS = 22,6 km/h

Die Bewegungen von Kopfschwerpunkt, Wirbel C 1 und Wirbel C 7 wurden aufgezeichnet. Eine der auf diese Art gewonnenen Bewegungsbahnen gibt die Abb. 19 wieder: t = O bezeichnet die ursprüngliche Situation, d. h. der Aufprall würde (sinngemäß wie in Abb. 15) von rechts erfolgen.

Aus solchen Experimenten abgeleitet sind die in Abb. 20 dargestellten Kurven, welche die Bewegung des Kopfschwerpunktes KS um die oberen Kopfgelenke zeigen.

Abbildung 19 spiegelt diese Reklination wider. C 7 verändert kaum seinen Ort; im realen Unfall würde auch er stärker nach hinten und unten gekippt werden.

Burow:

Die Bilder stellen die Bewegung des Kopfschwerpunktes um das Kopfgelenk (Kondylen/C1) dar. ... Die angenäherte Kreisbahn um das bezeichnete Gelenk stellt sich in dem Diagramm klar dar.

Was Burow (1974) in den Kurven und Kommentaren ausführlich schildert, muß man bei Hinz (1970) zwischen den Zeilen lesen:

In der Tabelle sind die auf den Filmen ersichtlichen „maximalen Rückbeugewinkel" aufgetragen. Gerade die Filme gestatten eine Einsicht in die ungeheure Dynamik des Bewegungsablaufs und zeigen Verbiegungen der HWS auf, die vorher niemals vermutet worden waren. Intakte Halswirbelsäulen jugendlich Verstorbener konnten bis 140° rekliniert werden, ohne daß es zu einer Zerreißung im Längsbandsystem oder überhaupt zu traumatischen Schäden (Versuch 9) kam.

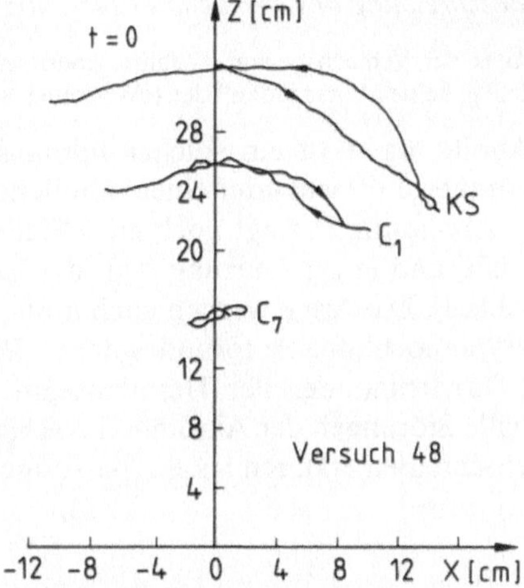

Abb. 19. Bewegung von Kopfschwerpunkt *(KS)* und den Wirbeln C1 und C7 relativ zum Schlitten (Ortskurven).
Retroflexion ohne Kopfstütze.
Parameter Zeit (Technische Universität Berlin, Institut für Kraftfahrzeuge)

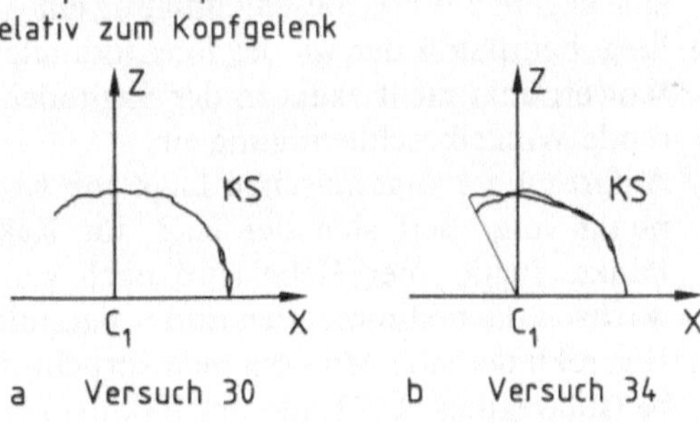

Abb. 20 a, b. Die Bewegungen einzelner Körperpunkte relativ zueinander (Ortskurven) (*KS* Kopfschwerpunkt). Retroflexion ohne Kopfstütze.
Parameter Zeit (Technische Universität Berlin, Institut für Kraftfahrzeuge)

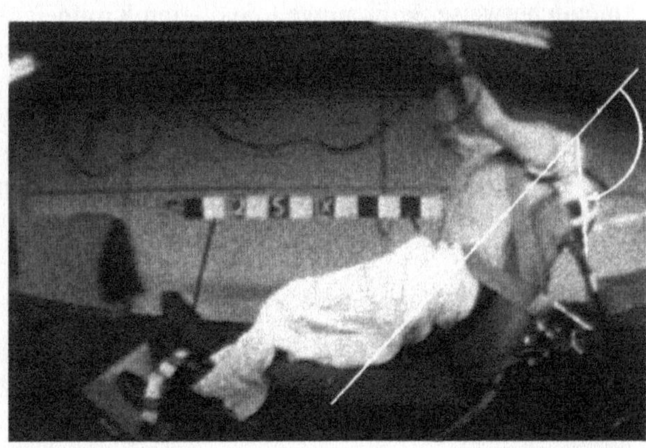

Abb. 21. Der maximale Biegewinkel der Halswirbelsäule, bezogen auf eine Verbindungslinie Hüfte-Schulter, ist eingezeichnet

Beschreibung des Versuchs 9 (aus Hinz 1970):

Alter der Versuchsperson 42 Jahre, „Seriensitz" ohne Kopfstütze, maximale Schlittenbewegung 25,7 g, keine „Vorschäden" der HWS, ohne Verletzungsfolgen.

Abbildung 21 ist ein solcher Filmausschnitt. Hinz gibt keinen Hinweis, aber er könnte zu diesem oder einem ähnlichen Versuch passen.

Abbildung 21 zeigt noch eine Eigentümlichkeit: das „Aufgleiten" trotz fixierter Füße und enger Gurtung (vgl. die Lage des unteren Gurtbefestigungspunktes in Abb. 3). Die Arme werden nach hinten und oben gerissen, die obere BWS wirkt als Hypomochlion. Aufgrund solcher Bilder vermutete Giebel (zitiert in Erdmann 1973) Irritationen der Thorakalsegmente Th 2–Th 6. Ebenso müssen sich funktionelle Störungen der Akromioklavikular- und Sternoklavikulargelenke durch dieses Hochreißen erklären lassen (persönliche Mitteilung von Wolff).

3.7 Kernsätze zum zweiphasigen Unfallablauf

1) Nach einer primären Scherbelastung der HWS wirkt auf den Kopfschwerpunkt eine negative Winkelbeschleunigung ein – Retroflexion in den Kopfgelenken.
2) Liegt beim Stoß der *vor* der longitudinalen Kopfrotationsachse liegende Kopfschwerpunkt nicht exakt in der Sagittalebene, dann wirkt zusätzlich eine rotierende Winkelbeschleunigung ein.
3) Aufgrund der anatomischen Lage von Kopfschwerpunkt und jeweiligem Drehpunkt vergrößert sich der (z. B. für Reklination senkrechte) Abstand dieser Punkte (wirksamer Hebelarm) nach geringer Auslenkung selbsttätig, ebenso wachsen die reklinierenden und rotierenden Drehmomente.
4) Das reklinierende Moment beansprucht die Gelenke Okziput-Atlas in ihrer Arbeitsbewegung. Am Ende des Exkursionsraums erfolgt unter „hebelndem Aufklappen" eine Trennung der Gelenkflächen.
5) Das rotierende Moment wirkt in einer Ebene, in welcher die oberen Kopfgelenke nur ein geringes Gelenkspiel („Joint-play") aufweisen (O/C1 ist für aktive Rotation normalerweise gesperrt).
6) Das Zusammentreffen beider Kräfte – Extension und Rotation – schafft damit möglicherweise Bedingungen im oberen Kopfgelenk, wie sie auch bei manueller Lösung von „Blockierungen" der Gelenke O/C1 erzeugt werden.
7) Dieser Synergismus wird um so stärker,
   – je mehr der Kopf ursprünglich zur Seite gedreht war,
   – je mehr Faktoren des unelastischen Stoßprozesses im Spiel sind.
8) Die seitliche Rotation könnte sich trotz einer vorhandenen Kopfstütze in der für O/C1 „verbotenen" Richtung auswirken.

3.8 Intrakanalikuläre Bandrupturen

Durch die Entwicklung hochauflösender Computertomographen ist es in den letzten Jahren gelungen, die intrakanalikulären Bandstrukturen des Kopfgelenkbereichs sichtbar zu machen (Daniels et al. 1983). Neueste computertomographische Studien über die Traumatisierung der Ligg. alaria und des Lig. transversum atlantis – Huguenin (1984), Lindner (1986), Dvorak (1984) – bei der Schleuderverletzung beweisen die bereits früher allgemein vermutete Gefährlichkeit des rotatorischen Impulses um die longitudinale Kopfdrehachse.

Ob hier besondere unfallmechanische Bedingungen vorlagen oder individuelle Anlagefaktoren für solche Rupturen prädestinieren, ist laut Lindner (persönliche Mitteilung 1986) bisher nicht erforscht. Eine der möglichen Einflußgrößen könnte in der Bauweise und der Einstellung der Kopfstütze zu suchen sein.

Oft ist zu beobachten, daß die heute in fast allen Autos vorhandenen Kopfstützen ganz nach unten geschoben werden. Sie bieten dann keinen Schutz mehr, sondern fungieren eher als Hypomochlion und „Abrißkante" für Kopf und Hals. Trotz vieler Anstrengungen – z. B. des ADAC (1982) – ist die Information der Autofahrer über die Bedeutung einer richtigen Kopfstützeneinstellung unzureichend und praktisch ohne Wirkung. Hier wäre zu überlegen, inwieweit gesetzgeberische Maßnahmen – ähnlich der Gurtanlegepflicht – von Nutzen sein könnten.

Die Mehrzahl der fest eingebauten Originalkopfstützen stellt prinzipiell eine ebene, runde Auffangplatte dar. Dieses oft recht harte Polster stützt den Hinterkopf, wenn es richtig plaziert ist, meist ausreichend gegen Retroflexionskräfte ab. Gegen eine Seitrotation ist aber – von wenigen Ausnahmen abgesehen – keine Schutzwirkung gegeben. So wäre nicht nur die Schutzwirkung einer Kopfstütze gegen anterior-posterior wirkende Kräfte zu untersuchen, sondern auch, inwieweit eine Seitrotation des Kopfes von den konventionellen Kopfstützen abgefangen wird. Zur Verbesserung in dieser Hinsicht wäre eine konische, nach hinten offene Kopfstütze aus weicherem Polstermaterial denkbar. Sie würde für eine generelle Zentrierung des Kopfes sorgen.

Es bleiben dabei aber weitere Probleme offen: Wie kann man den Benutzer veranlassen, die Stütze auf seine individuelle richtige Höhe einzustellen? Wie läßt sich eine Bewegungs- und Sichtbehinderung durch eine optimal nah plazierte Kopfstütze vermeiden?

4 Begutachtungsproblematik

4.1 Minderung der Erwerbsfähigkeit

Die derzeitige Begutachtung in der Bundesrepublik Deutschland dürfte wesentlich von dem geprägt worden sein, was Erdmann (1973) festgelegt hat (Abb. 22).

Nach ihm endet die posttraumatische Frühphase mit dem 21. Tag nach dem Unfall:

Die banale Distorsion der HWS [Schleudertrauma 1. Grades (Anmerkung des Verfassers)] gelangt ungefähr innerhalb dieses Zeitraumes zur Abheilung, zumindest in dem Maße, daß der Verletzte nach Ablauf dieser Frist imstande ist, seine Arbeit, wenn auch unter gewissen Restbeschwerden, wieder aufzunehmen.

Er veranschlagt die Dauer der unfallbedingten Arbeitsunfähigkeit beim Schleudertrauma 1. Grades auf 1–3 Wochen, die sich anschließende Minderung der Erwerbsfähigkeit (MdE) nach Eintritt der Arbeitsfähigkeit auf 20% für die Dauer von 0–4 Wochen.

Diese restriktive Einstufung ist mittlerweile gemildert worden, besonders bei älteren Patienten mit „vorgeschädigter" Halswirbelsäule.

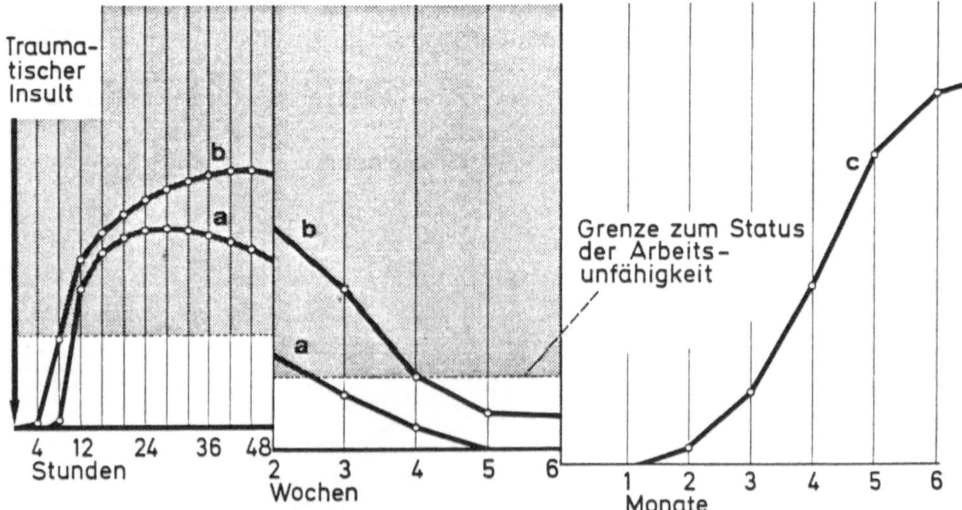

Abb. 22. Posttraumatische Entwicklung des Beschwerdebildes im Laufe der Frühperiode (Stunden und Wochen) und während des anschließenden Heilverlaufs (Monate). *a* Schweregrad I, *b* Schweregrad II, *c* nachträglicher Neuanstieg des Beschwerdebildes. (Aus Erdmann 1973)

Nach einer Mitteilung der Deutschen Gesellschaft für Orthopädie und Traumatologie (erwähnt im Gutachten Nr. 66 von 1980) wird in solchen Fällen eine MdE-Einstufung von 20% bis zum Ablauf des 3. Unfalljahrs erwogen werden können, auch wenn nur ein Schleudertrauma 1. Grades vorausgegangen sein sollte.

Im Gegensatz dazu bestand früher die Tendenz – besonders in chirurgischen Gutachten – „Restbeschwerden" als unfallunabhängig zu betrachten und „Vorschäden" dafür verantwortlich zu machen.

4.2 Beschwerdedauer und Chronifizierung

Der zentrale Punkt der Begutachtung ist die Verknüpfung aktueller Beschwerden mit einem vorausgehenden, manchmal schon Jahre zurückliegenden Auffahrunfall.

Für welche Zeitspanne können z. B. Kopf- und Nackenschmerzen als unfallabhängig angenommen werden? Wie lange sind Klagen des Patienten noch ernstzunehmen und glaubwürdig? Oder einfacher ausgedrückt: Berechtigt die These, daß bei der Mehrzahl der Verunfallten nach 2 Monaten alles vorbei sei, dazu, an der Glaubwürdigkeit eines Patienten zu zweifeln, der noch nach 2 oder mehr Jahren über Kopfschmerzen klagt?

Nachstehend sind Einschätzungen einer glaubwürdigen Beschwerdedauer nach HWS-Weichteilverletzungen aufgelistet.

MacNab (1964):

45 per cent of patients reviewed continued to have some symptoms two years or more after settlement of court action.

Giebel (1966):

Distorsionen klingen meist erst nach Wochen ab. Daß die Schmerzen und Behinderungen Monate anhalten können, konnten wir bei unversicherten Ärzten und deren Frauen beobachten, bei denen *finanzielle Begehren ausgeschlossen* waren.

Farbman (1973):

In some patients, symptoms were acute and severe at the onset with a rapid remission, while in others the symptoms were mild and appeared slowly, becoming gradually progressive and persistent.

Wiesner u. Mumenthaler (1975):

Auch beim Fehlen eigentlicher neurologischer Ausfälle, auch bei blandem Rö-Befund ohne Zeichen einer Fraktur oder Bandscheibenläsion, ziehen sich die Beschwerden über viele Monate und oft Jahre hin.

Scherzer (1975):

So ist bei zweckentsprechender Behandlung ... mit folgender Dauer echter posttraumatischer Kopfschmerzen in nennenswertem Ausmaß zu rechnen: bei HWS-Verletzungen einige Wochen bis 6 Monate.

Edmeads (1978):

In most patients the pain abates within days or weeks. In some, however, the headache persists, assumes somewhat different characteristics, and is associated with other symptoms. These people have the full „whiplash syndrome".

Struppler et al. (1980):

Beim HWS-Schleudertrauma können monatelang bis jahrelang Kopfschmerzen fortbestehen, unabhängig davon, ob morphologische Veränderungen an der HWS nachweisbar sind oder nicht.

Erdmann (1973) stellt fest:

Die Chronifizierung der Nachbeschwerden war die auffälligste Beobachtung bei diesen Patienten, und sie *stand im Widerspruch zum primär vermuteten geringen Schweregrad des anfänglichen Verletzungsbefundes.*

In seiner Zusammenfassung begründet er seine Haltung:

Die angesprochenen Folgerungen rechtfertigen sich durch folgenden Erfahrungssatz: Die Ausheilungszeiten verhalten sich nach aller Regel proportioniert, d.h. sie sind dem Schweregrad des Verletzungsanfangsbefundes einigermaßen angemessen.

Damit findet er sich in Übereinstimmung mit der Mehrzahl der in den Handbüchern zur Begutachtung bislang vertretenen Ansichten. Die biologische Wertigkeit des Kopf-Hals-Abschnitts wird derjenigen einer Extremität gleichgesetzt, eine Fraktur wird als „schwer", eine „Weichteilläsion" als „leicht" eingestuft. So überrascht auch die Passage in dem Werk *Medizinische Begutachtung – Grundlagen und Praxis* (1977) nicht, wo Arens folgerichtig schrieb:

Selbstverständlich gibt es Prellungen und Zerrungen der Halswirbelsäule *durch die verschiedensten Unfälle.* Diese Prellungen und Zerrungen heilen in der Regel genauso ab wie Prellungen und Zerrungen an anderen Körperstellen. Als Faustregel mag gelten, daß von einem ernsthaften „Schleudertrauma der Halswirbelsäule" nicht die Rede sein kann, wenn der Röntgenbefund am Unfalltag bzw. kurz danach, auch nach 6 Monaten, noch genauso unauffällig ist wie der primäre und der neurologische Befund nach dieser Zeit.

4.3 Kritik

1) Die alleinige Festlegung auf morphologische Röntgenbefunde reicht nicht aus.
2) Der neurologische Befund klammert subjektive Schmerzen aus.
3) Nur eine subtile klinisch-funktionelle Diagnostik kann die Schmerzursache objektivieren.
4) Die allgemeine Aussage: „Diese Prellungen und Zerrungen heilen in der Regel genauso ab ... wie an anderen Körperstellen" muß in Zweifel gezogen werden.

4.4 Eigene Folgerungen

Patienten mit Schleuderverletzung 1. Grades lassen sich in 2 Gruppen unterscheiden:
   Die *1. Gruppe* verliert nach kurzer Zeit ihre Beschwerden und bleibt ohne Folgen.

Die *2. Gruppe* behält hartnäckig ihre Beschwerden, der Heilungsverlauf erscheint wie eine „Anomalie".

Dieser Tatbestand findet sich in fast allen angeführten Zitaten, von MacNab (1964) bis hin zur heutigen Zeit – Struppler et al. (1980).

Aber wo sind die Gründe für diese zweigipflige Verteilung der Beschwerden (und also auch der Patienten!) zu finden? In obiger Passage wurde eigens der Begriff „Anomalie" benutzt, um einen Patienten zu klassifizieren, dessen Heilungsverlauf eben nicht dem entspricht, was nach Gesetzmäßigkeiten von Traumatismen anderer Lokalisation und nach „aller Erfahrungsregel" erwartet und gefordert wird.

Diese grundsätzlich verschiedene Entwicklung von angeblich gleichen Verletzungen scheint ein *Kern*problem der bisherigen Begutachtungspraxis zu sein.

Es drängen sich Fragen auf, wie: Werden hier überhaupt vergleichbare Sachverhalte miteinander verglichen? Verbergen sich unter der Oberfläche sehr ähnlicher äußerer Faktoren sehr unterschiedliche pathophysiologische Mechanismen?

Im folgenden Kapitel wird eine Aufstellung der ätiologischen Faktoren vorgenommen, die bis heute als auslösendes Moment bei der Pathogenese des „Schleudertraumas" diskutiert worden sind – zuerst die somatischen, danach die psychischen Erklärungsmodelle, zuletzt die These der funktionellen Gelenkstörungen im Konzept der manuellen Medizin.

5 Ätiologische Theorien

5.1 Somatische Theorien

Im geschichtlichen Rückblick waren es Barré u. Lieou (1928), von denen ausgehend Bärtschi-Rochaix (1949) den Terminus „Migraine cervicale" prägte, wobei arthrotische Veränderungen der Hakenfortsätze das pathologische Element bildeten. Wie aus dem ursprünglichen Begriff „syndrome sympathique cervical postérieur" hervorgeht, wurden die A. vertebralis und ihr sympathisches Nervengeflecht als Einheit aufgefaßt.

Auf dieses Gebilde sind noch heute viele Autoren allein fixiert, wenn z. B. posttraumatischer vertebragener „Schwindel" oder Hörstörungen erklärt werden sollen.

Da eine mechanische Beeinträchtigung der A. vertebralis von außen durch arthrotische Randzacken ausgelöst sein soll, rückt sofort die „degenerativ-geschädigte" HWS des älteren Menschen mit ihrem schmerzhaften Beschwerdekomplex ins Zentrum der Betrachtung.

Bei vertebrobasilärer Insuffizienz führt laut Marshall (zit. nach Kayser-Gatchalian et al. 1976) die Dilatation der kollateralen Gefäße im vertebrobasilären Bereich bei fokalen Ischämien zu Schmerzen in der Okzipitalgegend und im Nacken, die der Kollateralgefäße der A. communicans posterior dagegen zu Schmerzen tief in der Schläfengegend.

Nach Auffahrunfällen werden auch primär traumatische Einflüsse auf die Vertebralisschleife um den hinteren Atlasbogen als Zerrung, direkte Quetschung und indirekte Druckschädigung durch Hämatome diskutiert – etwa von Kuhlendahl (1966). Von dem gleichen Autor und Delank (1978) wird zur Genese der okzipitalen Schmerzen eine Quetschung des N. occipitalis major (aus dem sensiblen R. dorsalis von C_2) in seiner Durchtrittsstelle durch die Membrana atlantooccipitalis als Möglichkeit erwogen – Stichwort „Okzipitalisneuralgie". Laut Cruveilhier (zit. nach Faller 1976) gibt es viele Anastomosen zwischen dem N. occipitalis major und den benachbarten Rr. dorsales aus C_1 und C_3 zum sog. „Plexus cervicalis posterior".

Immer wieder sind Hinweise für Querverbindungen der oberen Zervikalnerven mit den unteren Hirnnerven, besonders mit dem unteren Trigeminuskern (Stirnast!), dem IX., X. und XII. Hirnnerven gesucht und gefunden worden.

Heyck (1975) zitiert z. B. Studien von Kerr (1961) an der Katze: Untersuchungen an Einzelneuronen des Hinterhorns im Gebiet C_{1-2} führten zu dem Ergebnis, daß evozierte Potentiale sowohl aus dem Gebiet dieser Wurzeln als auch des 1. und 2. Astes des Trigeminus im gleichen Neuron erscheinen; Kerr (1961) sah es damit als erklärt an, daß Irritationen im HWS-Bereich Gesichtsschmerzen im Stirn- und Oberkieferbereich hervorrufen.

Italienischen Autoren – Galletti et al. (1974) – gelang der Nachweis, daß die Druckschmerzhaftigkeit des Augapfels nach Anästhesierung der Muskelansätze der tiefen Nackenmuskeln abnahm. Sie schlossen daraus auf Verbindungen der ersten Zervikalwurzeln mit dem kaudalen Trigeminuskern.

Braaf u. Rosner (1975) schreiben:

The upper cervical spinal nerves are intimately connected and communicate with the last three cranial nerves ... through the autonomic nervous system. It may be postulated that irritation of the upper cervical nerves would reflexly stimulate any of the cranial nerves, particularly the vagus nerve.

So bilden sie gedanklich die Kette: zervikale Störung – Spinalnervenwurzel – autonomes Nervensystem mit vegetativen Symptomen.

Missal (1960) gibt die Quellen der anatomischen Studien an: DeJong (1958) betrachtete in seiner Konzeption die letzten 10 Hirnnerven als „frühere" Spinalnerven; Campbell u. Parsons (1944) vermuteten zahlreiche Verbindungen zwischen dem Plexus cervicalis und den Hirnnerven VII bis XII; embryologisch-anatomische Untersuchungen verschiedener Autoren in ausführlicher Aufstellung werden ebenfalls zitiert. Ein französischer Autor – Delcambre (1977) – betont ebenfalls die Rolle der Spinalwurzeln C_1 und C_2 und ihrer Vermischung mit dem N. trigeminus zur Erklärung okzipitaler Schmerzen mit frontaler Ausstrahlung, welche sich experimentell durch Injektion hypertoner Salzlösungen an die Gelenke C2/C3 auslösen ließen. Er weist auf anatomische Studien von Lazorthes hin, die bei Maigne (1977) zitiert sind. Davis (1953), der über HWS-Patienten mit „Schwindel" berichtet, meint dazu: „The mechanism of this vertigo is not established." Seinen Verdacht richtet er ebenfalls auf eine mechanische Irritation („Einklemmung") der zervikalen Nervenwurzeln infolge Arthrose oder Haltungsschäden.

Kennzeichnend für fast alle aufgeführten Autoren und andere, bisher nicht genannte Theorien, z. B. eine Frontalhirnschädigung im Sinne des „Contre-coup" bei Janzen (1966), ist ihr fest an der morphologischen Veränderung verhaftetes Denken. Da es keine „Functio laesa" ohne sichtbare anatomische oder biomechanische Veränderung in dieser Logik geben kann, führt sie im Zirkelschluß immer wieder an den Ausgangspunkt zurück: die Morphe!

Davis (1953) selbst denkt an die mechanische Kompression von Nervenwurzeln, obwohl er sich auf einen Autor stützt – nämlich Spector (1948) –, der in seiner Gesamtschau eine neue Dimension pathogenetischer Vorstellungen erreicht:

The underlying pathology and mechanism of this condition, while not established, are suggestive. Spector's analysis of the neuroanatomic systems underlying vertigo shows how cord disturbances may play a role in its production. The awareness of one's body in space is based on a correlation of impulses coming from the eye, ear and proprioceptive organs of the neck, trunk and extremities. The medial longitudinal bundle extends into the cord and coordinates the vestibulare apparatus with the eye and the anterior horn cells of the spinal cord. Nerve root pressure, setting up a bombardment of afferent impulses to the cervical cord, could understandably disturb this primary coordinating system and cause vertigo.

Dieses „vermaschte" Denken, das sich in Spectors (1948) Beitrag „Neuroanatomic mechanisms underlying vertigo and nausea" zeigt, möchte ich als Übergang betrachten zu neueren Auffassungen, die ich in Abschn. 5.3 darstellen werde.

5.2 Psychische Erklärungen

Was Hinz (1971, Einleitung S. 1) in die Formulierung „stark persönlichkeitsgebundene Motive" gekleidet hat, und welche „unfallfremden" Faktoren es sein könnten, die den „biologischen" Heilverlauf überlagern und hemmen, das soll hier näher diskutiert werden:

Psyche und Persönlichkeit

Scherzer (1976) erklärt in „Gutachtliche Beurteilung von Kopfschmerzen nach Unfällen":

Am häufigsten verbergen sich hinter den sogenannten posttraumatischen Kopfschmerzen folgende *unfallfremde Leidenszustände:* Konversionsneurose und Hypochondrie, Depression, Hypotonie und Vasolabilität sowie vorbestehende degenerative Veränderungen der Halswirbelsäule. ... und die speziellen Umstände des Unfalles, d.h. ob ein Unfall vorliegt, nach dem die *Aussicht auf finanzielle Entschädigung gegeben ist.*

Er versäumt nicht zu betonen, daß der Gutachter natürlich gehalten sei, sich „ein ausreichendes Bild über die prätraumatische Persönlichkeit des Versehrten zu machen", und dazu „sind genaue Exploration des Patienten und der Angehörigen sowie wiederholt auch Einholen des Krankenstandsauszuges der Sozialversicherung notwendig".

Anders ausgedrückt: Um diese Fakten zu sichern, braucht es weder Arzt noch Psychiater – man verfährt etwa so wie Gotten (1956), der psychologische Faktoren folgendermaßen diagnostizierte:

After the litigation, some patients divorced and remarried; others bought new homes, redecorated the home, and bought new cars. Such changes indicate the possibility that the illness had been used as a means of implementing psychological or other adjustments ...

Konsum als mögliches Zeichen einer Psychopathie?

Viele reden von „Psychogenie", manche (Delank, zit. in Erdmann 1973) fordern endlich *positive* psychische Kriterien aufzustellen, um die Krankheit zu definieren; Brocher (zit. in Erdmann 1973), fordert, „die leidige Kluft zwischen anatomischem Befund und klinischer Erscheinung" endlich zu schließen –; aber bis heute, jedenfalls im psychischen Sektor, ist über die Schleuderverletzung keine Untersuchung bekannt, die aufgrund solider psychometrischer Verfahren eine Charakterisierung der posttraumatischen Persönlichkeit geleistet hätte, von den vor dem Unfall bestehenden Eigenschaften einmal ganz abgesehen (persönliche Mitteilung von Wörz 1980).

Dem Verfasser sind nur 2 Arbeiten von Psychologen aus jüngster Zeit bekannt, die sich mit projektiven Testverfahren (Rorschach-Test, thematischer Apperzeptionstest) an nichtsomatische Krankheitsfaktoren herangewagt haben: *Die biographischen Hintergründe der Migräne* von Haas (1977) und *Prognostische Möglichkeiten bei Bandscheibenoperationen* von Wittek (1980).

Bei Schleudertrauma sind wir noch nicht weiter als Gay u. Abbott (1953) und MacNab (1964).

Die ersten beiden schrieben 1953:

We suspect that injury of the head and neck represents a special insult to the personality structure of the injured person.

MacNab (1964) hat einen beachtenswerten Beitrag geliefert, insofern nämlich, als er beschreibt, was er beobachten konnte, ohne auf Fragliches zu extrapolieren:

45 per cent of patients (121 of 266 available for study) rewiewed continued to have some symptoms two years or more after settlement of court action. ... It has frequently been said that patients with so-called whiplash injuries are a hysterical, neurotic, if not a frankly dishonest, group of people. ... If the symptoms of which they complain were purely neurotic manifestations, it is difficult to understand *why patients should become neurotic if their head is thrown backwards and not if it is thrown forewards or from side to side.* Some patients sustained concomitant injuries ... In these instances, the fracture of the wrist healed, ... the sprained ankle also became asymptomatic within the expected time, but this patients' necks still hurt. It is difficult to understand why the *patients' traumatic neurosis should be confined solely to their necks* and not be reflected in continuing disability in relation to other injuries sustained in the same time. *Moreover, if the symptoms ... are purely the result of a litigation neurosis,* it is difficult to explain why 45 per cent of the patients should still have symptoms two years or more after settlement of court action.

Er selektierte aus 575 diversen Unfällen 266 Heckauffahrunfälle heraus, konnte aber nur 145 nachuntersuchen und nahm deshalb für die übrigen 121 Beschwerdefreiheit an.

Wie unsystematisch und oberflächlich gerade dann „geforscht" und interpretiert wird, wenn es um Psyche und Entschädigung geht, sei mit 2 markanten Beispielen belegt:

Farbman (1973) zitiert MacNab (1964) so:

On the other hand, MacNab statet that only 55% of 266 patients recovered after settlement. (!)

Auch Wiesner u. Mumenthaler (1975) differenzieren in ihrer hervorragenden Übersichtsarbeit nicht hinreichend, wenn es um die Psyche geht:

MacNab (1964) fand unter 575 Patienten mit Auffahrkollisionen bei 45% noch 2 Jahre oder länger nach Abschluß ihrer Versicherungsangelegenheit Beschwerden. Farbman (1973) kommt bei seiner Analyse von 166 unkomplizierten Schleuderverletzungen zu interessanten Schlüssen: Statistisch sauber wies er nach, daß eine besonders lange Beschwerdedauer einzig mit folgenden 4 Faktoren korrelierte: Besondere emotionale Symptomatik, eine belastete medizinische Vorgeschichte, besonders intensive Behandlung der Unfallfolgen und schließlich pendente (sic!) Versicherungsstreitigkeiten. ... Er empfiehlt jedenfalls als Beitrag zu einer Abkürzung der Beschwerdedauer und zu einer Vereinfachung der Therapie einen möglichst frühzeitigen Abschluß der Versicherungsangelegenheit, ohne allerdings auf die Frage einer allfälligen Invalidität einzugehen.

Es ist schon kurios genug zu lesen, daß Farbman als Chirurg dies als probate Therapie bei einem ungelösten medizinischen Problem empfiehlt; und ganz davon abgesehen, daß eine statistische Korrelation nur die Güte ihrer Eingangsdaten wiedergibt – das alleinige Kriterium für die letztgenannte Korrelationsaussage wäre der positive Nachweis, daß die Beschwerden nach Gerichtsentscheid verschwunden waren. Das aber findet sich in der Publikation von Farbman (1973) nirgends, auch war „pendent" die richtige Übersetzung; Farbman hat nur ex ante lange Beschwerdedauer mit schwebendem Verfahren in Bezug gesetzt. Überdies charakterisiert er sein Beobachtungsgut so:

Results of physical examination and roentgenographic findings were usually normal at the time of the evaluation ... Of the 136 patients studied, there were no objective physical findings in 117

(86%). In 11 (8%) findings were questionnable. Objective findings were noted in 8 (6%). 4 of these patients were examined within the first 3 week after the accident.

Hier stimme ich zu: Da 86% der Patienten keinerlei klinische Symptome mehr hatten, war sicher der Anteil der „Entschädigungsbegehrenden" hoch, v. a. wenn man den transkontinentalen Mentalitätsunterschied bezüglich eines „medizinischen Entschädigungsprozesses" hinzunimmt. Es kam auch gar nicht so sehr darauf an, eventuelle Zahlendruckfehler aufzuzeigen, vielmehr: Kann man überhaupt solche Untersuchungen, wie die von Farbman (1973) und MacNab (1964), miteinander vergleichen, wo weder Auswahlkriterien noch Klagen und Befunde spezifiziert werden, d. h. die Grundgesamtheiten der Patienten gänzlich verschieden sein können?

Ich kann nur wiederholen: Soweit mir bekannt ist, gibt es bis heute keine zureichenden Untersuchungen des soziopsychologischen Terrains, die wissenschaftlichen Ansprüchen standhielten.

Aber wie könnte – wenn tatsächlich eine Persönlichkeitsveränderung im Sinne von MacNab (1964) abläuft – dies geschehen? Dazu bedarf es der Hilfsannahme, daß diese Patienten tatsächlich unter chronischen Schmerzen leiden. Dies vorausgesetzt, ist die weitere Endstrecke klar: Dieser Schmerzzustand könnte es sein, der im Sinne einer somatopsychischen Reaktion die Folgezustände bedingt. Wörz (1977) hat dies mit dem Kürzel *algogenes Psychosyndrom* zusammengefaßt:

Der Patient mit langanhaltenden und unerträglichen Schmerzzuständen organischen Ursprungs ist meist mißmutig-traurig verstimmt, affektiv unausgeglichen, reizbar und gereizt. Seine Interessen für Ereignisse der Außenwelt sind eingeengt. Er beschäftigt sich vermehrt mit seinem Schmerz und mit Funktionen seines Körpers. Viele Schmerzpatienten berichten, daß sie nicht mehr ausgehen und zwischenmenschliche Kontakte vernachlässigen, kein Interesse mehr an Fernsehen oder geistiger Beschäftigung haben. Bei dieser Symptomkonfiguration, bei der der chronische Schmerz Ursache psychischer Veränderungen ist und die ich als „algogenes Psychosyndrom" bezeichne, handelt es sich nicht um einen starren Komplex, sondern um ein dynamisches Grundmuster mit interindividuellen Differenzen.

Ähnliches schreibt Schernikau (1976b) über kindliche Patienten:

Psychische Symptome waren bei allen Fällen als Ausdruck einer individuellen Schmerzverarbeitung nachzuweisen und äußert sich in einer pseudoneurasthenischen Symptomatik mit Affektlabilität, gestörter Partnerschafts- oder Freundesbeziehung, durch Isolations- und Ruhebedürfnis, Schulunlust und Leistungsversagen bei psychologisch nachgewiesenen unbeeinträchtigten intellektuellen Fähigkeiten.

Und in der gleichen Publikation:

Psychische Symptome, wie depressiv-asthenische Züge, abnorme Ermüdbarkeit, Verlangsamung assoziativer Vorgänge, Neigung zum Hypochondrisieren, lassen sich weniger psychoorganisch, sondern eher als Reaktion auf einen chronisch-schmerzhaften Zustand interpretieren.

Schon früher hatten Bente u. Schmidt (1952) auf psychische Veränderungen wie Neurasthenie, depressive und agitierte Verstimmungen sowie Schlafstörungen bei zervikalen Schmerzen hingewiesen. Vor allem nächtliche Schmerzen, die die Patienten ständig erwecken und ihnen den ungestörten Schlaf rauben, können nach Meinung der Autoren nicht ohne Rückwirkung auf das psychische Befinden bleiben.

Finzen (1979) schreibt allgemein in seinem Buch *Medikamentenbehandlung bei psychischen Störungen:*

Schlafstörungen sind häufig und vielfältig. Sie beeinträchtigen den Betroffenen in seinem Lebensgefühl und in seiner Leistungsfähigkeit.

Er zitiert dazu Kuschinsky u. Lüllmann (1977):

Ein Mensch ist *nicht voll leistungsfähig,* wenn eine chronische Schlafstörung vorliegt ... Diese kann sehr verschiedene Gründe haben, von denen einige angedeutet seien: *schmerzhafte Zustände,* ...

Worin ist nun das „Substrat" chronischer zervikaler Hinterkopf-Nacken-Schmerzen nach Heckauffahrunfällen zu sehen, welche anatomische Pathologie liegt ihm zugrunde, welche Veränderungen werden durch die „Schleuderung" ausgelöst?

5.3 Das Rezeptorenfeld im Nacken

Struppler et al. (1980) schreiben:

Kopfschmerzen können – wie jeder organisch bedingte Schmerz – durch überschwellige Erregung von Schmerzrezeptoren und durch Irritation von Nervenfasern entstehen ...

In einer persönlichen Mitteilung (1980) präzisiert er:

Daß beim HWS-Schleudertrauma monatelang bis jahrelang Kopfschmerzen fortbestehen können, beruht auf jahrelanger eigener Beobachtung und läßt sich meines Erachtens auch durch all das leicht interpretieren, was wir heute über Schmerzrezeption wissen. Bedenkt man, welch enorme Rezeptorendichte in diesen tiefen Geweben besteht und daß geringste mechanische Verformungen zu einem vermehrten nozizeptiven Einstrom führen müssen, besonders bei Fehlhaltungen, dann wird man um diese Vorstellung nicht mehr herumkommen, selbst wenn man mit unseren groben klinischen und radiologischen Untersuchungsmethoden keine Anomalien findet.

Welche Argumente können heute zur Untermauerung der These beigebracht werden, daß der Kopfgelenkbereich auch neurophysiologisch eine Sonderstellung, sowohl für die Nozizeption als auch für die Proprizeption und Haltungs- und Bewegungskontrolle, einnimmt?

Zuerst die Rezeptoren selbst: Histologisches Bild, Aufbau, physiologisches Verhalten und Spezifität von Gelenkrezeptoren sind in den letzten Jahren intensiv untersucht worden (s. z. B. bei Dvorak 1982). Ein allgemein akzeptiertes Wissen wurde erarbeitet. Über Anzahl und Verteilung von Rezeptoren in bestimmten oberflächlichen Körperregionen herrscht weitgehend Klarheit (s. Lehrbücher der Physiologie). Detailforschungen über evtl. Besonderheiten der Versorgung des Kopfgelenkbereiches stehen z. Z. noch aus.

Auch klinisch-experimentelle Forschungen haben weitere Ergebnisse erbracht, die Rückschlüsse gestatten (s. bei Wolff 1983).

In *Physiologie und Klinik des zentralvestibulären Systems* berichtet Kornhuber (1966) über Untersuchungen zur Regulation der Körperstellung im Raum: Von Magnus (1924) und dessen Arbeiten über Halsreflexe ausgehend verfolgt er den Weg bis hin zur praktischen Anwendung dieser Entdeckungen in der rehabilitierenden Physiotherapie – z. B. durch Bobath (1976).

Schon bei Magnus (1924) wird klar, daß Körperkontrolle u. a. auf vestibulären und propriozeptiv-zervikalen „Meldungen" basiert. McCouch et al. (1951) lokalisierten tierexperimentell die Gelenkrezeptoren in den 3 oberen Gelenketagen als verantwortlich für Stell- und Haltereflexe. Impulse aus dem Rezeptorenfeld im Nacken werden zu den Vestibulariskernen geleitet (Fredrickson et al. 1965). Ebenfalls aus Tierexperimenten sind Störungen der Gleichgewichtssteuerung nach Verlust der Halsafferenzen bekannt: Magnus u. Storm van Leeuwen (zit. nach Kornhuber 1966) beobachteten an Katzen Gleichgewichtsstörungen nach beidseitiger Durchschneidung der 3 oberen zervikalen Hinterwurzeln, Cohen (1961) an Affen nach Lokalanästhesie der oberen Halsgelenke oder bilateraler Hinterwurzelsektion C_1–C_3. Gray (1956) berichtete über 3 Patienten mit Schwindel und hochzervikalen Muskelhärten, deren Symptomatik sich durch lokale Procaininfiltration bessern ließ.

Obwohl Kornhuber (1966) noch viele andere Publikationen vorlagen – z. B. über das Vorhandensein eines Halsdrehnystagmus bei labyrinthlosen Taubstummen – und alle experimentellen Resultate mit der These von v. Holst u. Mittelstaedt (zit. nach Kornhuber 1966) der Integration von vestibulären und zervikalen Afferenzen übereinstimmen, äußert er sich seinerzeit zu Störungen beim Menschen mit Halsafferenzverlust:

Eine Untersuchung entsprechender Ausfälle beim Menschen existiert meines Wissens noch nicht.

Inzwischen sind nicht nur weitere klinische Befunde, sondern auch neuere physiologische Zusammenhänge publiziert worden. So berichten z. B. Thoden et al. (1975) über in Einzelzellableitungen aus dem Hirnstamm und den Vestibulariskernen registrierte Impulse, von denen 50% durch elektrische Reizung der Spinalmuskelnerven bzw. der Gelenkkapseln C1–C4 ausgelöst wurden.

Laut Hufschmidt (1959) sind die tiefen autochthonen Kopfgelenkmuskeln zu 90% von γ-Motoneuronen gesteuert.

Vor allem Hülse (1983) legt in seiner Habilitationsschrift *Die zervikalen Gleichgewichtsstörungen* wertvolle neue Erkenntnisse vor. Es sollen hier nicht die Details dieser Arbeit ausgebreitet werden, in deren Zentrum tierexperimentelle und elektronystagmographische Untersuchungen stehen. Praktisch wichtig sind besonders die Kriterien, die zur Differentialdiagnose zwischen vertebrobasilärer Insuffizienz und zervikalem „Rezeptorenschwindel" erarbeitet wurden.

Auf Beziehungen zwischen Innenohr und Kopfgelenk wiesen früher schon französische Autoren, Decroix u. Waghemacker (1965), hin. Sie benutzten ENG und Kupulometrie als Instrument der Therapiekontrolle bei Manipulation der oberen HWS.

Bitterli (1976) studierte an 33 Fällen von spondylogenen Kopfschmerzen die Wirksamkeit therapeutischer Handgriffe.

In Zusammenarbeit versuchten Bitterli et al. (1977), den schmerzlindernden Effekt der manuellen Therapie direkt zu objektivieren.

Moser u. Simon (1977) behandelten 44 Patienten mit HWS-Syndrom und Zervikalnystagmus mit Chirotherapie; bei 28 Patienten ließ sich nach der Behandlung im ENG kein zervikaler Nystagmus mehr nachweisen.

Aus der Literatur (zitiert nach Hülse 1981) war bekannt, daß Lageschwindel und Nystagmus bei Patienten auftraten, denen anläßlich einer Tortikollisoperation die hinteren Nervenwurzeln von C_2 und C_3 durchtrennt wurden. Hülse hatte selbst 1981 die Gelegenheit, einen solchen Patienten – Durchtrennung der dorsalen Wurzeln von C_2 und C_3 wegen zweier Neurinome – vor und nach der Operation untersuchen zu können. Gleichzeitig zu Drehschwindelgefühlen und Unsicherheitsgefühlen existierte ein Zervikalnystagmus, der sich wie die Beschwerden des

Patienten über Wochen zurückbildete und bei einer Nachkontrolle verschwunden war.

Thabe (1982) konnte elektromyographisch nachweisen, daß sich ein pathologischer Hypertonus der tiefen autochthonen Kopfgelenkmuskulatur nach Anästhesieren oder Manipulation von C1/C2 wieder normalisierte.

Die zentralvestibulären spondylogenen Syndrome sind durch die vorgenannten Arbeiten so gut belegt und ihr Zusammenhang mit dem Kopfgelenkbereich so vielfältig nachgewiesen, daß heute die früher hypothetisch angenommenen Zusammenhänge als wissenschaftlich etabliert gelten können.

Noch undurchsichtig sind die Verhältnisse über Einwirkung von oberen Halsafferenzen auf die übrigen Hirnnervenkerne (z. B. Vagus) oder andere Netzwerke des Hirnstamms (z. B. Formatio reticularis). So berichtet etwa Schernikau (1976a) nicht nur über vertebragene Kopfschmerzen im Kindesalter, sondern auch über Einzelfälle mit einem enzephalen Syndrom in ihrer pädiatrischen Klientel (Schernikau 1976b). Obwohl die Autorin sich bei der Begriffsbestimmung auf Bärtschi-Rochaix (1949) bezieht und sicher viele andere Autoren später ebenfalls Beobachtungen über enzephale Störungen nach Halswirbelsäulenunfällen berichtet haben, ist der Hinweis auf diese Arbeit deshalb so wichtig, weil bei den von Schernikau (1976b) beschriebenen Fällen (s. auch S.40) zwar ein Trauma vorausgegangen war, jedoch von morphologischen Befunden im Sinne von „degenerativen" Veränderungen an der HWS bei ihren kindlichen Patienten sicher nicht die Rede sein kann.

Die Frage, ob diese chronischen pseudoneurasthenischen Syndrome mit abnormer Ermüdbarkeit, Gefühlslabilität, Konzentrationsstörungen und erhöhter Reizbarkeit über die reine Schmerzreaktion und -verarbeitung hinaus, wie es von Wörz (1977) angenommen wird, noch an direkte neuronale Interaktionen gekoppelt sind, kann z. Z. noch nicht beantwortet werden.

Nach dem Gesagten ist es naheliegend, aufgrund des angenommenen Unfallgeschehens die Erzeugung funktioneller Störungen der Kopfgelenke zu vermuten.

Die vorgetragene Hypothese wird durch die bereits erwähnten kinematischen Experimente von Hinz (1970) und Burow (1974) und den von ihnen beobachteten Exkursionen des Kopfes gestützt.

Über den Terminus *funktionelle Gelenkstörung,* der aus der manuellen Medizin stammt, geben u. a. die Publikationen von Neumann (1978) und Wolff (1983) nähere Auskunft.

Es sei noch bemerkt, daß für Funktionsstörungen an der Wirbelsäule auch der Begriff der *vertebralen Nozireaktion* (Wolff 1983) verwendet wird. Dadurch soll außer der Störung des „Gelenkspiels" die dazugehörige Nozireaktion des betroffenen Segments aufgezeigt werden. Sie besteht aus:
- der erhöhten Empfindlichkeit der Gelenkkapsel auf Druck,
- einem gesteigerten Tonus der segmentalen Muskulatur und ggf. Myotendinosen,
- einer segmentalen Bindegewebeverquellung („Kibler-Falte") mit Hyperalgesie und
- einer Hyperästhesie der Haut im betroffenen Dermatom (Head-Zone).

5.4 Das Dilemma des „morphologischen Substrats" bei der funktionellen Gelenkstörung

Um die Verschiedenartigkeit der Denkweise zu der bisher geübten morphologischen Betrachtungsweise zu zeigen, muß auch der zentrale Gegenstand der manuellen Medizin, die „Gelenkblockierung" (gleichbedeutend mit „Gelenkfunktionsstörung"), in ihrer Semantik neu durchdacht werden, obwohl die Existenz dieses Phänomens an sich heute nicht mehr in Frage gestellt wird.

Der Ausdruck „Blockierung" ist der Mechanik entliehen und vermittelt das Bild einer gestoppten Bewegung, z. B. einer verklemmten Schublade.

Die Definition der „Blockierung" ist eindeutig: Gemeint ist ein Zustand gestörter Funktion im Gelenk, durchweg liegt eine – endständige – Bewegungseinschränkung vor. Das „Gelenkspiel" (passive translatorische Freiheitsgrade der Gelenkbeweglichkeit) ist regelmäßig beeinträchtigt.

Die phänomenologische Beschreibung eines solchen Zustands sagt noch nichts über die pathophysiologischen Zustände aus, die diesen Zustand auslösen oder unterhalten.

Welche lokalen und systematischen Reaktionen laufen ab? Praktisch alle Gewebe, Strukturen und Verbundsysteme, die am „Arthron" beteiligt sind, müssen in die Überlegungen und in zukünftige Untersuchungen einbezogen werden: Zustände von Knorpel, Synovia, Kapselapparat, Bändern, Sehnen, Nerven, Muskeln, reflektorischen Erscheinungen im Bindegewebe und der Haut, physiologisch-chemischem Milieu, Veränderungen des pH-Wertes, Übergänge von Kolloiden zu Sol und Gel, Veränderungen auf segmentaler Ebene und in den übergeordneten, zentralnervösen Steuerungsinstanzen des Bewußten und des Unwillkürlichen.

An Versuchen, die Pathogenese der reversiblen hypomobilen Funktionsstörung im Gelenk aufzuklären, hat es nicht gefehlt. Früher wurde die Einklemmung von Gelenkmenisken und Zotten vermutet (Emminger 1967; Zuckschwerdt 1952), mikromechanische Erklärungsversuche beschäftigen sich mit der Lamina splendens (Otte 1970, zit. nach Baumgartner 1983) oder mit Veränderungen der Synovialflüssigkeit, die ihren Viskositätszustand sehr schnell ändern kann (Thixotropie), sowie mit dem Prinzip der Chondrosynovialmembran (Wolf 1970).

Schon 1964 wurde eine biokybernetische Erklärung durch Wolff vorgelegt, die das monokausale Denken, welches eine morphologische Veränderung als alleinige Ursache der Störung annimmt (analog der „eingeklemmten Schublade"), durch das Denken in Regelkreisen ergänzt, wie es auch in der begrifflichen Neuformulierung der „artikulären Dysfunktion" zum Ausdruck kommt. Demnach ist auch die mechanische Funktion des Gelenks essentiell eingebunden in das Leistungsvermögen der Muskulatur und der steuernden neuralen Strukturen, wie es im Begriff des „Arthron" (Wolff 1981 b) zum Ausdruck kommt.

Auf die Folgen der Schleuderverletzung bezogen heißt dies, daß ein Versuch zur Lösung des Problems so lange aussichtslos bleiben muß, wie nur nach den Folgen eines „Traumas" im mechanischen und pathomorphologischen Sinn gefahndet wird.

5.5 Zusammenfassung

Die zitierten Untersuchungen untermauern die These, daß die von der eigentlichen
HWS deutlich in Anatomie und Gelenkphysiologie unterschiedenen „Kopfgelenke", nämlich das Atlantookzipital- und das Atlantoaxialgelenk, neben ihrer rein sta-
tischen Tragefunktion noch Elemente der Steuerung von Haltung und Bewegung
des Kopfes in Relation zum Körper bzw. im Raum darstellen. Dies war der Grund
zur Einführung des Begriffs des „Rezeptorenfeldes im Nacken".

Obwohl er im strengen Sinne aus der dichten Anordnung der Propriozeptoren
und ihrem Einfluß auf die Körperorientierung abgeleitet wurde, erscheint es für die
Klinik der Schmerzsyndrome wichtig und daher zulässig, auch die Rezeptoren der
Nozizeption darin einzuschließen.

Im Gegensatz zu dem Atlantoaxialgelenk ist das „obere" Gelenk zwischen Okziput und Atlas aufgrund seiner Arthrokinematik für funktionelle Störungen anfällig.

Aus beschriebenen experimentellen Schleuderungsversuchen wurde unter Benutzung der physikalischen Gesetze für Stoßprozesse ein unfallmechanischer Ansatz gewonnen, der eine Deutung des Zustandekommens von funktionellen Störungen in O/C1 bei realen Auffahrunfällen ermöglicht. Außerdem ist dieser Ansatz in
der Lage, einer notwendigen Erklärung dafür näherzukommen, weshalb nicht jeder
Auffahrunfall zwangsläufig hartnäckige und therapeutisch schwer zu beeinflussen-
de Beschwerden verursacht.

Teil III

Begutachtung

6 Begutachtung

6.1 Gutachtenauswahl

Erstes Kriterium war das Fehlen röntgenologisch sichtbarer knöcherner und diskaler Verletzungen der Halswirbelsäule. Es handelt sich also um reine Weichteilverletzungen der Halswirbelsäule. Insofern unterscheidet sich die beobachtete Population von bisher in der Literatur beschriebenen (z. B. Erdmann 1973 oder Wiesner u. Mumenthaler 1975).

Es wurden 104 Gutachten (GA) von 100 Patienten ausgewertet, die alle einen Heckauffahrunfall in einem Pkw erlitten hatten.

Es waren 49 Frauen und 51 Männer, die nach Alter zum Unfallzeitpunkt in die Tabelle 1 (S. 58–67) eingeordnet und durch fortlaufende Numerierung bezeichnet wurden.

Und zwar waren es:
- 15 neurochirurgische GA der Jahre 1970–1980 von Prof.Dr. F. Loew, Universitätsklinik Homburg/Saar,
- 39 chirurgische GA der Berufsgenossenschaftlichen Unfallklinik Ludwigshafen/ Oggersheim, Chefarzt Dr. W. Arens, von 1977–1980,
- 38 orthopädische GA, Prof. Dr. H. Mittelmeier, Universitätsklinik Homburg/ Saar, von 1975–1980,
- 12 manualmedizinische Privatgutachten von Dr. H. D. Wolff, Trier, aus den Jahren 1976–1980.

4 Patienten wurden 2mal begutachtet: Nr. 28 und 29 manualmedizinisch und chirurgisch, Nr. 39 orthopädisch und chirurgisch, Nr. 86 chirurgisch und neurochirurgisch.

Bei der Auszählung der Einzelmerkmale der GA wurde bei Mehrfachbegutachtungen das zeitlich letzte GA zugrundegelegt. Wieder verschwundene Merkmale (in Tabelle 1 in Klammern gesetzt) wurden nicht mitgezählt. Außerdem wurden die Doppelbegutachtungen zu einem Gesamtgutachten zusammengefaßt (Erklärungen zur Tabelle 1 s. S. 56 f.).

Daraus folgt:
Die gefundenen absoluten Häufigkeiten der Merkmale geben gleichzeitig die relativen Häufigkeiten in Prozent an.

6.2 Altersverteilung

Das Alter der Probanden zum Unfallzeitpunkt lag zwischen 19 und 71 Jahren, auf volle Jahre auf- bzw. abgerundet.

Der Medianwert liegt bei 41,5 Jahren, das Durchschnittsalter bei rund 42 Jahren (s. Abb. 23).

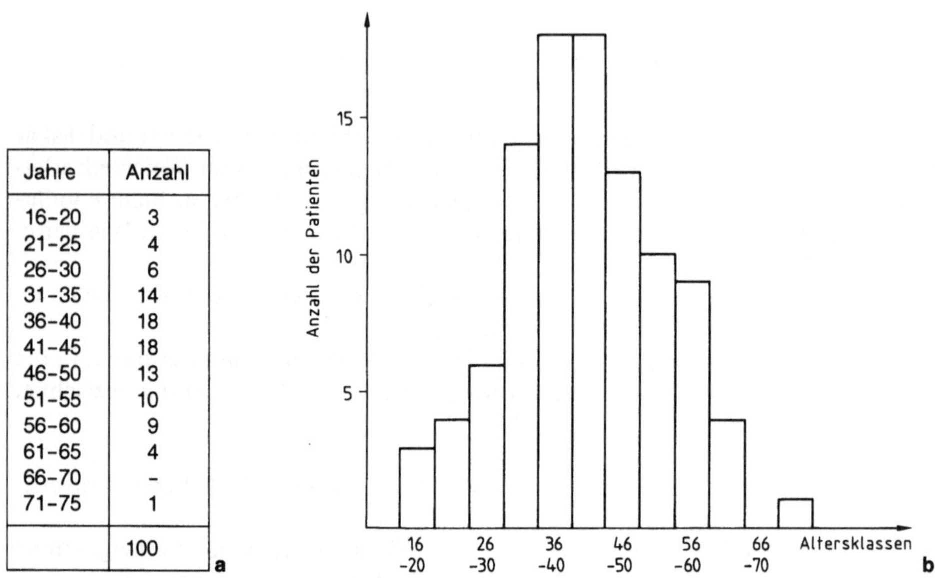

Abb. 23. Verteilung auf die einzelnen Altersklassen. **a** Wertetafel, **b** graphische Darstellung

6.3 Unfallklassifizierung

Ausgewählt wurden reine Heckauffahrunfälle in PKW.

92mal war das auffahrende Fahrzeug ebenfalls ein PKW, in den übrigen 8 Fällen ein LKW (Nr. 29, 30, 47, 53, 62, 66, 83, 97).

In 97 Fällen erfolgte der Aufprall in Fahrtrichtung, in 3 Fällen (Nr. 9, 89, 90) leicht schräg.

Folgende Unfallsituationen wurden notiert:

Bei 83 Unfällen stand das Fahrzeug des Verletzten – die „klassische" Situation – an der roten Ampel oder als wartender Linksabbieger. Dabei war 65mal der Fahrer, 15mal der Beifahrer betroffen, 3mal war die Sitzposition nicht näher bezeichnet.

10 weitere Unfälle ereigneten sich in Fahrt – meist bei Stauungen des Verkehrs, oft auf Autobahnen. 8mal war der Fahrer, 2mal der Beifahrer verletzt.

Bei den übrigen 7 Fällen – 4mal Fahrer, 1mal Beifahrer, 2mal nicht bezeichnet – war die Unfallbeschreibung z. B. durch die Formulierung „... erlitt einen typischen Auffahrunfall" gegeben.

6.4 Unfalltechnische Besonderheiten

In 8 Fällen (Nr. 6, 12, 32, 44, 53, 62, 74 sowie 39) kam es zu einem zusätzlichen Aufprall auf das Vorderfahrzeug bzw. bei Nr. 39 auf ein Verkehrsschild und Brückengeländer.

Zerstörungen im Fahrzeuginnern traten in 8 Fällen auf:
- 4mal Sitzlehne abgebrochen (Nr. 32, 51, 74, 82),
- 1mal Kopfstütze abgebrochen (Nr. 98),
- 1mal Sitzlehne verbogen (Nr. 40),
- 3mal Sitz aus der Verankerung gerissen (Nr. 25, 64, 82).

Begleitverletzungen an Stirn, Hinterkopf und Brustkorb wurden 11mal beobachtet:
- 1mal Brustkorbprellung (Nr. 93),
- 2mal Gurtverletzung (Nr. 2, 70),
- 6mal Stirnanprall Lenkrad/Scheibe (Nr. 10, 21, 37, 54, 80, 86),
- 2mal Hinterkopfanprall Türholm (Nr. 39, 89).

Sicherheitseinrichtungen

25mal war ein Sicherheitsgurt angelegt (in Nr. 47 nur 2-Punkt-Schultergurt), 13mal eine bezüglich Schutzwirkung – ob fest integriert, richtig eingestellt oder bloß aufgesteckt – nicht näher definierte Kopfstütze vorhanden. Eine Kombination der beiden Sicherheitssysteme war in 12 Fällen gegeben.

6.5 Bewußtseinsstörungen – Übelkeit – Erbrechen

21mal wurde direkt nach dem Unfall über ein Gefühl der Benommenheit geklagt. 17mal trat Übelkeit auf, die in 9 Fällen von Erbrechen begleitet bzw. Stunden später gefolgt war. 5 Patienten waren bewußtlos: 2 für wenige Minuten (Nr. 3, 48), 3 nur für wenige Sekunden (Nr. 27, 72, 86).

Hierzu ein Vergleich mit der Studie von Wiesner u. Mumenthaler (1975):

Sie fanden Brechreiz in 13,2%, Erbrechen in 9,2%, jedoch Benommenheit in 15,8% und kurze Bewußtlosigkeit in 21,1% von 76 untersuchten Fällen.

Ob sich hier verschiedene Auswahlkriterien auswirken, kann nur vermutet werden. Die vorgenannten Autoren registrierten knapp 10% Frakturen und Luxationen. Meine Fälle sind dagegen eher durch die scheinbare Harmlosigkeit des Unfalls charakterisiert. Deshalb scheint mir die von diesen Autoren geäußerte Ansicht:

Jedenfalls ist das Vorhandensein einer Bewußtlosigkeit mit retrograder und anterograder Amnesie keine Seltenheit bei Schleuderverletzungen der HWS.

für die von mir untersuchte Population nicht zutreffend zu sein.

Hier sei noch eine weitere, vorgreifende Anmerkung gestattet: Die bei vielen neurochirurgischen, aber auch bei einem Teil der chirurgischen GA angefertigten 15 EEG-Untersuchungen brachten mit einer Ausnahme (Nr. 54, leichte Allgemeinveränderungen, Rechtshinweis) sämtlich Normalbefunde. Auch darin unterscheiden sich meine Patienten von denen anderer Autoren – z.B. Fischer u. Palleske (1976) und Krämer u. Hopf (1981), wo der Anteil pathologischer EEG zwischen 30 und 50% lag.

6.6 Latenzzeit bis Beschwerdebeginn

Nacken- und Kopfschmerzen

Etwa jeder 3. Patient wurde ausdrücklich nach der Zeitdauer bis zum Auftreten von Beschwerden gefragt. Bei 68 Fällen war keine Latenzzeit vermerkt. Ansonsten wurde angegeben: 14 Patienten hatten unmittelbar nach dem Unfall Beschwerden. Bei den 18 übrigen Fällen betrug die Latenzzeit:

½ h: 3 Fälle,	3 h: 3 Fälle,	10 h: 1 Fall,
1 h: 2 Fälle,	5 h: 1 Fall,	1 Tag: 2 Fälle,
2 h: 2 Fälle,	8 h: 1 Fall,	3 Tage: 3 Fälle.

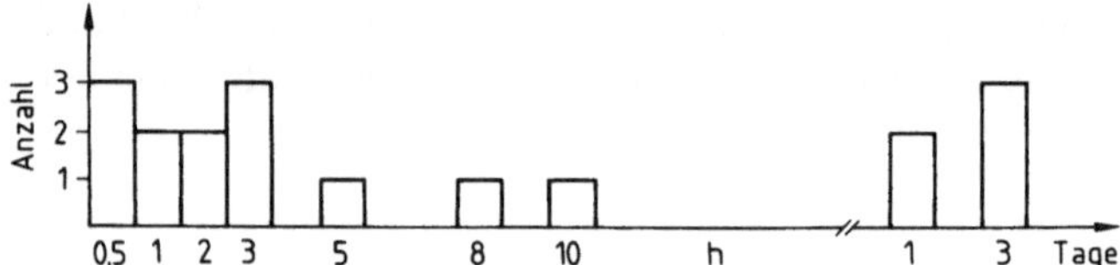

Abb. 24. Anzahl der Patienten mit verschiedenen Latenzzeiten bis zum Beschwerdebeginn

Daß die Beschwerden meistens verspätet einsetzen, muß nach dieser Aufstellung als *widerlegt* angesehen werden.

6.7 Klagen und Befunde zum Zeitpunkt der Begutachtung

Die mittlere Zeitdauer bis zur Unfallbegutachtung betrug 29,7 Monate; der kürzeste Zeitraum betrug 4, der längste 126 Monate.

6.7.1 Kopfschmerzen

Über „Kopfschmerzen" klagten 73 Patienten (73%). 16mal wurde der Terminus „intermittierende" bzw. „rezidivierende Kopfschmerzattacken" benutzt, 12mal der Terminus „Dauerkopfschmerz", 45mal nur der Terminus „Kopfschmerzen". Von 12 Patienten wurden die Schmerzen als einseitig bzw. seitendominant angegeben.

Den für zervikale Kopfschmerzen typischen Verlauf, vom Hinterkopf nach vorn bis zu Stirn und Augen ausstrahlend (Heyck 1975; „Geste des Helmabstreifens"), beschrieben 13 Patienten (11mal symmetrisch, 2mal einseitig).

Im übrigen war als Lokalisation meist „vom Nacken zum Hinterkopf ausstrahlend" oder auch „in den Kopf ziehend" vermerkt, sofern überhaupt eine nähere Beschreibung gegeben wurde.

6.7.2 Nackenbeschwerden

Nackenbeschwerden verschiedenster Art schilderten 77 Patienten.

Unter dieser Rubrik wurden aufgenommen:

„Nackenschmerzen", „Kopf-Nacken-Schmerzen", „Nacken-Schulter-Schmerzen", „Schmerzen in der Halswirbelsäule", „Verkrampfungen" und „Verspannungen in der Halswirbelsäule", „Schmerzen beim Bewegen", „beim Drehen".

Hierbei erschien es sinnvoll, eine pauschale Summierung aller dieser Beschwerdeschilderungen als „Nackenbeschwerden" vorzunehmen. Im wesentlichen meinen alle diese Bezeichnungen folgendes: Der Halswirbelsäulenabschnitt der Wirbelsäule ist schmerzhaft und/oder in seiner Funktion behindert (bei Hypermobilen z. B. nur schmerzhaft!).

6.7.3 Schwindel

„Schwindel" und „Schwindelgefühl" gaben 39 Patienten an, wobei dieser bei 6 Patienten als „Drehschwindel" charakterisiert war. Bisweilen fand sich der zusätzliche Hinweis „bei Drehen des Kopfes", „Blick nach oben", „schnellen Kopfbewegungen" usw. Auch dieses findet sich in Tabelle 1 nicht eigens vermerkt: Es ist nämlich sehr wahrscheinlich, daß alle unter Schwindelempfindung leidenden Patienten mehr oder weniger auf provozierende Kopfbewegungen empfindlich waren, ohne daß der Gutachter eigens danach gefragt bzw. dies dann auch im GA niedergelegt haben müßte.

6.7.4 Störung der Koordination

Von 20 Untersuchungen zur Objektivierung einer Koordinationsstörung (Armhalteversuch nach Romberg, Tretversuch nach Unterberger, Blindgang, „Koordinationsprüfung") war in 5 Fällen das Resultat positiv, in 15 Fällen negativ.

6.7.5 Nystagmus

Ein Provokations- bzw. Blickrichtungsnystagmus fand sich klinisch bei Nr. 11, 14, 42, 70 und 75; bei Nr. 13 war er im letzten GA nicht mehr nachweisbar. Im Elektronystagmogramm (ENG) war zwischenzeitlich bei Nr. 4 und 74 ein zervikaler Nystagmus registrierbar (Nr. 74 außergutachtlich, aus Nachuntersuchungen bekannt!).

Es sei noch darauf hingewiesen, daß die bei allen neurochirurgischen und einem
Teil der chirurgischen GA von einem nervenärztlichen Mitgutachter vorgenomme-
ne neurologische Prüfung der übrigen Hirnnerven immer Normalbefunde ergab.

6.7.6 Brachialgien, Parästhesien und Sensibilitätsstörungen

14 Patienten litten unter Brachialgien, 21 unter Parästhesien („Kribbeln", „Taubheit"). Störungen der Sensibilität wurden in 19 Fällen beobachtet (s. dazu Tabelle 2,
S. 66 ff.).

6.7.7 Klinische Befunde an der HWS

Die klinische Untersuchung der Halswirbelsäulenstrukturen und die Dokumentation der Befunde wurden von den beteiligten Ärzten verschieden gehandhabt (Diskussion der Befunderhebung und pathophysiologischer Vorstellungen unter 6.10,
S. 71).

Der Terminus „subokzipitale Druckdolenz" (eingeschlossen 3 Untersuchungen
nach der Druckpunktmethode von Sell 1978) wurde 13mal verwendet.

16mal fand sich eine Druckdolenz der Nn. occipitales majores an ihren beiden
Austrittsstellen am Hinterkopf, zusätzlich 2 weitere Befunde dieser Art, die jedoch
nur einseitig schmerzhaft waren: Nr. 11 rechts, Nr. 24 links.

Eine Druckdolenz der HWS-Querfortsätze wurde in 27 Fällen registriert, davon
in 19 Fällen am Atlasquerfortsatz (C1) (allein die Hälfte dieser Befunde findet sich
in 9 manualmedizinischen GA!). Die Dornfortsätze der Halswirbelsäule waren
31mal druckschmerzhaft [in 23 Fällen war der Processus spinosus der Axis (C 2)
mitbeteiligt!]

An den Weichteilstrukturen wurde im Halswirbelsäulenbereich 62mal ein „paravertebraler Muskelhartspann" von „geringer" bis „sehr starker" Ausprägung dia-
gnostiziert, 9mal waren gleichzeitig Myogelosen tastbar, nur in einem Fall – Nr. 99 –
wurden Myogelosen ohne Hartspann genannt.

Eine Insertionstendopathie am oberen medialen Schulterblattrand des M. levator
scapulae und eine schmerzhafte Verhärtung des Muskels selbst („Levatorsyn-
drom") wurde 11mal erkannt, druckempfindliche Armnervengeflechte („Plexus-
druckschmerz") 10mal, empfindliche Mm. scaleni als Ausdruck einer Blockierung
der 1. Rippe 4mal, und zwar bei Nr. 25, 28, 48 und 60.

6.7.8 Untersuchung der HWS-Funktion

Problematisch gestaltete sich die Auswertung der Beweglichkeitsprüfungen der
Halswirbelsäule auf Ante- und Retroflexion, Rotation und Seitneigung, die durchaus nicht einheitlich und eindeutig beschrieben wurden (s. Tabelle 1).

Selten war genau angegeben, ob passive oder aktive Bewegungsausschläge ge-
messen wurden, ob im Sitzen oder im Liegen, nicht immer wurden Winkelwerte als
Maßsystem gewählt, manchmal wurden nur einzelne Bewegungen geprüft, meistens – in 70 Fällen – wurden Prädikate wie „Einschränkung", „eingeschränkt",
„endgradig schmerzhaft eingeschränkt" oder ähnliches benutzt.

Hier kann ich nur bestätigen, was Cotta (1980) im Kapitel „Untersuchung der Wirbelsäule" in seinem Lehrbuch schreibt:

Gerade die *passive Bewegungsprüfung der Halswirbelsäule* ist in der Mehrzahl der Fälle *unzureichend*. Häufig können pauschal fixierte Ergebnisse nicht als verläßliche Grundlage herangezogen werden, wenn es z. B. darum geht, einen Besserungsnachweis zu erbringen. Denn was soll man sich unter der häufig verwandten Beschreibung „endgradig eingeschränkt" vorstellen? Bezüglich der Rotation kann es beim Jugendlichen bedeuten, daß er den Kopf noch um 80 Grad wenden kann, während die Einschränkung beim Greis vielleicht bei 50 Grad liegt.

Er weist auch darauf hin, daß die Rotationsexkursionen von der Stellung des Kopfes in der Sagittalebene abhängig sind. Hinz (1978) fordert, daß die Rotationsprüfung aus ante- und retroflektierter Haltung in die Bewegungsprüfung mitaufgenommen werden sollte, da diese einfache Maßnahme es erlaubt, ein etwaiges Rotationsdefizit seinem Ursprungsort - Halswirbelsäule selbst oder Kopfgelenkbereich - zuzuordnen. Außerdem fordert er:

Passive Bewegungsprüfungen werden am besten am liegenden Patienten durchgeführt, weil dieser so am ehesten seine Muskulatur entspannen kann.

16mal fanden die Untersucher Segmentblockierungen - in 10 Fällen war das Segment Okziput/C1 isoliert oder neben anderen blockiert. Eine hypermobile Halswirbelsäule im Sinne einer generalisierten Hypermobilität bestand bei 10 Patienten, alle waren Frauen. 2mal wurde röntgenologisch eine partielle Überbeweglichkeit eines Bewegungssegments als Zeichen der Gefügelockerung aufgedeckt (Nr. 77 und 97, beide männlich).

6.7.9 Röntgenbefunde

In 21 Fällen waren die Kopfgelenke auf den Röntgenbildern zu sehen. 14mal war der Befund unauffällig, 7mal waren die Gelenkflächen der Etage C1/C2 arthrotisch verändert oder in Fehlstellung (ungleiche Abstände der Massae laterales atlantis vom Dens axis).

In der seitlichen Halswirbelsäulenaufnahme fand sich in 50 Fällen eine partielle oder generalisierte Streckhaltung mit Verlust der Lordose.

Degenerative Veränderungen - Spondylose und Spondylarthrose - waren bei 42 Patienten nicht oder kaum ausgebildet: 18mal lautete die Beurteilung „keine" (davon 10 Patienten unter 33 Jahren), 24mal waren die Veränderungen „gering", 31mal „mittelschwer" und 25mal „schwer" (Nr. 69 ohne Röntgenangabe, Nr. 51 nur LWS).

Die Beurteilungen lauteten im einzelnen:	n
„keine" Veränderungen	18
„leicht", „gering", „beginnend", „minimal", „unwesentlich", „unter der Altersnorm"	24
„mäßige", „mittelmäßige", „der Altersnorm entsprechende" Veränderungen	31
„schwere", „deutliche", „erhebliche", „ausgeprägte" und „fortgeschrittene" Veränderungen	25
Gesamt	98

Zeichen einer Unkovertebralarthrose waren in den a.-p.-Aufnahmen 24mal sichtbar. Durch Schrägaufnahmen verifizierte Einengungen der Foramina intervertebralia kamen in 17 Fällen vor (s. Tabelle 2, S. 66 ff.).

Die in den folgenden Fällen angefertigten Schrägaufnahmen zeigten keinen pathologischen Befund: Nr. 2, 3, 8, 21, 43, 50, 68, 93, 100. In der Tabelle 2 sind weitere
Fälle ohne Befund aufgelistet - Nr. 6, 12, 26, 55, 57, 67, 85, 89 -, so daß insgesamt
bei 17 Patienten normale Schrägaufnahmen vorlagen.

6.7.10 Glaubwürdigkeit der Patienten

In 24 GA gaben die Gutachter ihre Einschätzung des Patientenverhaltens wieder:
16mal lautete das Urteil: „unauffällig", „sachlich", „glaubhaft", „ohne Anhalt für
Aggravation, Simulation oder Übertreibung".

8mal wurde beurteilt: „seelische Fehlhaltung" (Nr. 12, 79), „überbetont" (Nr. 10),
„psychisch überlagert" (Nr. 57), „Akzentuierung, gering demonstratives Fehlverhal-
ten" (Nr. 39), „affektbesetzt durch Unfallschädigung" (Nr. 24), alle in chirurgischen
GA; „Überbewertung, starke psychogene Komponente" (Nr. 67, orthopädisches
GA), „auf Unfall fixiert" (Nr. 54, neurochirurgisches GA).

6.7.11 Verschiedene seltene Klagen

10mal visuell: „Flimmern", „Verschwommen",
  6mal auditiv: „Hörminderung", „Rauschen",
  5mal „Konzentrationsstörungen",
  5mal „überstarkes Schwitzen",
  5mal „Schlafstörung",
  2mal „Merkschwäche",
  2mal „Kloß im Hals".

Psychische Veränderungen im Sinne einer depressiven Stimmungslage wurden
bei 7 Patienten beobachtet.

6.7.12 Erklärung der in Tabelle 1 (S. 58–67) benutzten Abkürzungen

+ Merkmal vorhanden, − Merkmal als fehlend im GA vermerkt; wenn Merkmal
in früherem GA vorhanden, aber bei letzter Nachuntersuchung verschwunden: (+)
bzw. *(Text)* bei klinischen Zeichen.

bds beidseits, *bd* beide, *a* alle, *g* gering bzw. leicht, *m* mittel bzw. mäßig, *s* stark
bzw. schwer, *ss* sehr stark, *smft* schmerzhaft, *Rö* röntgenologisch.

Aufbau der Tabelle 1

Nummer: Numerierung nach Alter zum Unfallzeitpunkt, auf volle Jahre auf- bzw.
    abgerundet, bei Gleichheit zufällige Reihenfolge.
GA-Typ: Gutachtentyp; *C* chirurgisch, *N* neurochirurgisch, *O* orthopädisch, *M* ma-
    nualmedizinisch.

Geschlecht: w weiblich, *m* männlich

Alter beim Unfall und *Unfalldatum (Monat* und *Jahr).*

L/B - st/f: L Lenker, *B* Beifahrer, *st* Fahrzeug stand, *f* fuhr.

Gurt/Kopfstütze: G Gurt, *K* Kopfstütze.

Latenzzeit in Stunden angegeben.

Benommenheit/Bewußtlosigkeit: + Benommenheit, ⊕ Bewußtlosigkeit.

Übel/Erbrechen: Ü Übelkeit, *E* Erbrechen.

GA-Zeitab.: Gutachtenzeitabstand in Monaten.

Kopfschmerzen: A Attacken, *D* Dauer.

Nackenschmerzen: + vorhanden.

Vertigo: + ungerichteter Schwindel, ⊕ Drehschwindel.

Brachiale Symptome: Par Parästhesien, *Bra* Schmerzen im Arm.

Sensible Störung: per Hyperästhesie/Hyperalgesie, *po* Hypoästhesie (die *Zahlen* be-
zeichnen die zervikalen Dermatome).

Koordin.: Koordinationsprüfungen (s. S. 53).

Nystagmus: + klinisch, $\dot{E}$ im Elektronystagmogramm.

Subocc. Dd.: subokzipitale Druckdolenz, nach Sell (1978) mit * gekennzeichnet
(*Zahl:* Nummer des Halswirbelkörpers).

Nap Occ. m.: empfindliche Nervenaustrittspunkte des N. occipitalis major.

HWS-Querf. und *HWS-Dornf.:* druckempfindliche Quer- und Dornfortsätze der
Halswirbelkörper (*beigefügte Zahlen:* Nummer der Halswirbelkörper).

parav. Hsp.: paravertebraler Hartspann mit Grad *(g, m, s, ss).*

Plex./Myog.: druckempfindlicher Armplexus *P*/Myogelosen *M.*

Levator: schmerzhafte Insertionstendopathie des M. levator scapulae am oberen
Schulterblattwinkel.

Bei der Beschreibung der klinischen HWS-Beweglichkeitsprüfung wurden die Win-
kelgrade und Distanzen Kinn-Sternum bzw. Ohrläppchen-Schulter eingetragen.
Bei Fehlen dieser Angaben Kurzfassung der Originalbeschreibung.

Blockierung: Blockierungen bestimmter, mit *Zahlen* angegebener HWS-Etagen
durch manuelle Prüfung. Wenn aus Röntgenfunktionsaufnahmen ersichtlich,
dann der Zusatz *Rö.*

Hypermobilität: generelle klinische Gelenküberbeweglichkeit. Wenn röntgenologisch, dann Zusatz *Rö* und Angabe der Etagen.

Kopfgelenk: Waren die Röntgenaufnahmen des Kopfgelenkbereichs ohne pathologischen Befund, dann steht vermerkt: –. Bei arthrotischen Veränderungen und
ungleichen Massa-lateralis-Dens-Abständen steht vermerkt: +.

Streckhaltung: Streckhaltung der HWS.

Degenerative Veränderungen, Etagen: degenerative Veränderungen der HWS mit
Angaben der Etagen und des Ausmaßes.

For.-enge: Einengung der Foramina intervertebralia *F* mit Nummer der Halswirbelkörper in Schrägaufnahmen.

Psychischer Zustand.

Verschiedenes und Besonderheiten.

Tabelle 1. Klagen und Befunde zum Zeitpunkt der Begutachtung

Nummer	GA-Typ	Geschlecht	Alter	Unfalldatum	L/B -st/f	Gurt/Kopfstütze	Latenzzeit	Benommenheit/Bewußtlosigkeit	Übel/Erbrechen	GA-Zeitab.	Kopfschmerzen	Nackenschmerzen	Vertigo	Brachiale Symptome	Sensible Störung	Koordin.-Prüf.	Nystagmus	Subocc. Dd.	Nap Occ. m.	HWS-Querf.	HWS-Dornf.	parav. Hsp.	Plex./Myog.	Levator
1	O	w.	19	5./78	L / st	G+				26	+	+						−				−		
2	O	m.	19	7./79	L / st	G+ 72				15	+							.				+/m		
3	O	w.	20	6./74	? / st	G−			Ü	10	+A		+							5/6		+		
4	N	w.	23	1./77	B / f		72			35	+A	+	+		−	−	(E±)							
5	O	w.	24	9./73	? / st				Ü	19	+	+								a	a	−		
6	M	w.	25	12./78	L / st	G+ / K−				25	+A	+	⊕		per 3					li. 1,2	2			+
7	O	m.	25	12./74	L / st					17	+	+										+		
8	O	m.	27	12./73	L / st					16		+	(+)							3/6		+/g		
9	M	w.	28	3./76	B / st	G− / K−		+	Ü	47	+	+	+	Par re.	per 3,4	−	−			1	2			
10	C	m.	28	10./68	L / st					121	+	+										+	M	
11	N	w.	28	3./72	B / st		0			14	+	(+)		−	−	−	+	+				+/g		
12	C	m.	29	10./77	L / st		2	+		28	+	(+)		(Bra re.)				+				+	P	
13	N	w.	29	4./77	L / st		1		Ü	28	+		(+)	Par / Bra	po 3,4,5	+/−	(+)	+	+			+	P	
14	N	w.	31	5./69	B / f		0		Ü	90	+	+	+	Par re.			+			1 re.	2			
15	O	w.	31	12./71	L / st				Ü / E	63	+		⊕	Par li.						3/7	a			
16	C	m.	31	11./77	st					11	−	−	−									−		
17	N	w.	32	12./71	B / st		0	−	−	20	+			(Bra)							5	−		
18	M	w.	32	8./78	B / st	G+ / K+	0	+	Ü / E	20	+	+	−	Par bds	per 3,4					1 re.				
19	C	w.	32	12./77	L / st	G± / K−	0	−		8	+				−			+				−		
20	O	m.	33	9./79	L / st		0	+		18	+A		(+)					+			6,7			
21	O	m.	33	9./76	L / st		0	⊕	Ü / E	9	+				−			+				+		
22	O	m.	34	5./78	L / st					23	+A	+	+									+		
23	C	m.	34	12./67	B / st					126	+			Bra li.	−							+	M	
24	C	w.	34	2./69	B / st					109	+	+	⊕	Bra li.	po 8	−		+			6,7		P	
25	M	m.	35	10./73	L / st	G− / K−		+		78	+	+		−	per 3,4					1 re.	2			−

Anteflexion / Retroflexion / Rotation links / Rotation rechts / Seitneigung li / Seitneigung re	Blockierung	Hypermobilität	Kopfgelenk	Streckhaltung	Degenerative Veränderungen / Etagen	For.-enge	Psychischer Zustand	Verschiedenes und Besonderheiten
HWS jetzt frei, eher hypermobil		+		−	−			
leichte Einschränkung der Beweglichkeit, besonders Rotation und Seitneigung				+	−			Gurtprellung
Eingeschränkt um: ⅓ gering frei ½				+	−			
Keine Bewegungseinschränkung, V. a. Gefügelockerung obere HWS				+	−			ENG 1.6.78 verstärktes Schwitzen
Übermäßig um 20° – frei – vermehrt		+			−		Depressiv	
Nicht eingeschränkt, generelle Hypermobilität	0/1 li	+			−		Depressiv	Auf Vorderfahrzeug
Um ¼ – um ⅓ – um ⅓ – eingeschränkt –				−	gering			
Weitgehend frei einge- frei Seit- frei schränkt neigung frei				−		−		
3 cm 20° 50° 70° 70° 70° Hypermobilität gleicht Blockierung aus	0/1	+	+	−	−			Von re. schräg angefahren
4 cm 19 cm 70° 70° 12 cm 11 cm				+	beginnend		Überbetont	Kopf an Scheibe, 16 HWS-Aufnahmen
Aktiv und passiv global frei Extreme Rotation nach re. schmerzhaft				−	5/6 leicht		Ohne Anz. für Aggravation	
6 cm 20° 50° 40° 25° 20° – aktive Beweglichkeit –				+	4/5 Fusion		Seelische Fehlhaltung	Auf Vorderfahrzeug Op nach Cloward Mai 79
Anteflexion und Rotation nach re. deutlich eingeschränkt, Rotation li. g reduziert				+	4/5/6 gering		Depressiv ohne Aggravation	33 (!) Röntgenaufnahmen
25° 65° 75° 75° 20° 20°					5/6/7 mäßig			
Keine Blockierungen, deutliche Hypermobilität	−	+	−	−	5/6/7 mäßig			
0 cm Stirn frei frei frei frei horizontal - frei - - frei -					−			
Retroflexion und Rotation re. eingeschränkt, Schober-Zeichen HWS 5-13 cm				+	5/6 gering		Ohne Anz. für Aggravation	
Endständige Rotation im Kopfgelenk re. federempfindlich und schmerzhaft	0/1			+	−		Depressiv	Kopf angeschlagen?
1 cm 18 cm 70° 80° smft 50° 40° smft				+	altersgemäß			
Alle Richtungen frei	−				5/6 deutlich			
30° 20° 30° 20° 20° 20° 6 cm	(Rö 1/2 6/7)		+	+	1/2 5/6/7 beginnend			Stirn li. an Scheibe
Bewegungseinschränkung in a Richtungen Seitneigung deutlich eingeschränkt	1/2 3/4				unwesentlich			
4 cm 21 cm 80° 80° 13 cm 13 cm				−	3/4/5 mäßig			Kopf nach li. hinten gewandt
3,5 cm 14,5 cm Bei Seitwärtsdrehen Kinn-Schulter 14 cm				−	unter Norm		Affektbesetzt	
Rotation re endständig federnd eingeengt, Seitneigung C2/3 re etwas eingeengt				−				Sitz ausgerissen

Tabelle 1 (Fortsetzung)

Nummer	GA-Typ	Geschlecht	Alter	Unfalldatum	L/B -st/f	Gurt/Kopfstütze	Latenzzeit	Benommenheit/Bewußtlosigkeit	Übel/Erbrechen	GA-Zeitab.	Kopfschmerzen	Nackenschmerzen	Vertigo	Brachiale Symptome	Sensible Störung	Koordin.-Prüf.	Nystagmus	Subocc. Dd.	Nap Occ. m.	HWS-Querf.	HWS-Dornf.	parav. Hsp.	Plex./Myog.	Levator
26	C	m.	35	10. 74	L st					69	+D	+		Par					+			+m	M	
27	O	w.	35	2. 76	L st		0	⊕		46	(+)	+	(+)	Bra re.	po 7					a	a	+s		+
28	M	w.	36	9. 78	L st	G+ K+	72		Ü	17	+	+		Par re.	−					1 re.	2	+		+
	C								Ü	26	+	+			−			+				+		+
29	M	w.	36	10. 76	L st	G+ K−	0			29	+	+	+	Bra li.	per 2,6					1 li.				
	C					G− K−		+	−	15	+	+		Par bds				+			2,3	+		
30	O	w.	36	10. 77	L st			+		18	+D		+	Bra li.						a		+s		
31	O	w.	36	6. 77	L st			+		25	+D	+	+								a	+s		
32	O	w.	36	8. 75	B st	G− K+				33	+	+									a	+s		
33	O	w.	36	6. 75	L f					38	+A			Bra Par						3-7	3-7	+s		
34	C	m.	36	12. 76	L st					15	+D	+				+	−	+						
35	C	m.	36	8. 78	L st	G+ K−	8			17	+	+	+	Bra li	po 5-8	−	−	+				+	P	
36	O	w.	37	9. 79	L st					5	+A				−							+		
37	N	w.	38	10. 74	L st	G− K−	0,5			24	+	+			po 5	−	−					+		
38	M	w.	38	9. 76	B st	G− K−				30	+	+	−		per 4					1 bd.	2			
39	O	w.	38	7. 75	L ?	G− K−				39	(+)	+										+s		
	C				L f					43	+	+	(+)		−	−		+					P	
40	M	m.	38	10. 77	L st	G+ K+				37	−	+	−		−						3,4			
41	O	m.	38	1. 71	L st					22	+A	+	−							3 re.				
42	N	m.	39	2. 69	L st					42	+A	+		Par li.	po 8	−	+					−		
43	C	w.	39	11. 75	B st			−	−	21	+		−			−		+				−		
44	O	w.	40	11. 71	B st	G− K−				59	+	+	+							1-7		+m		+
45	C	w.	40	1. 75	L st					37		(+)										−		

Anteflexion	Retroflexion	Rotation links	Rotation rechts	Seitneigung li	Seitneigung re	Blockierung	Hypermobilität	Kopfgelenk	Streckhaltung	Degenerative Veränderungen (Etagen / For.-enge)	Psychischer Zustand	Verschiedenes und Besonderheiten
1 cm	16 cm	90°	90°	16 cm	16 cm					—	Unauffällig	24 HWS-Aufnahmen
Bewegung in a Richtungen eingeschränkt, Seitneigung und Rotation hochgradig beeinträchtigt									+	4/5/6 F deutlich 5/6	Keine Störungen	
3,5 cm	50°	30°	20°	50°	60°	0/1		—		gering		DeKleyn-Test re Crescendo bei Unfall Blick nach re
Beweglichkeit bei Linksrotation noch schlecht							—			—		
Zur Senkrechten 90°	30°	30°	45°	30°	40°	0/1 2/3 4/5		—		4/5/6/7 gering	Ohne Depression	Schwerer LKW + Hänger aufgefahren
2 QF	um 1/4 eingeengt	50°	50°	ohne Einschränkung		—	—	—	—			
Hypermobilität in Ante- u. Retroflexion und Seitneigung, Rotation gering eingeschränkt						Rö 2/3	+	—		—		LKW aufgefahren
Deutliche Bewegungseinschränkung in allen Richtungen									+	4/5/6 deutlich		
Rotation und Seitneigung in pathologischem Maß durchführbar							+		+	gering		Kopfstütze und Lehne abgebrochen, auf Vorderfahrzeug
Hypermobilität in allen Richtungen							+		—	deutlich		
Überstreckung schmerzhaft Rotation li ¼ weniger als nach re.									—	gering	Affektlabil	
— keine Angaben —							—			4/5 gering	Unauffällig	
4/4 1 cm	4/4	80°	80°	60°	60°				—	4/5/6 beginnend		
Nicht frei schmerzhaft		30°	30°			Rö —	Rö —		+	minimal	Affektiv ausgeglichen	Kopf an Scheibe
Rotation endständig smft und eingeengt Seitneigung li endständig behindert						0/1 2/3			—	—		
- frei -	mäßig eingeengt	- frei -							+	5/6/7 deutlich		PKW an Geländer, Beule Hinterkopf
Drehbewegung und Vor- und Rückbeugung endgradig smft eingeschränkt									+	deutlich	Geringes demonstratives Fehlverhalten	
1 cm	10°	Rot re eingeengt		unauffällig						5/6/7		Lehne nach hinten verbogen
In allen Richtungen geringgradig eingeschränkt, Seitneigung und Rotation etwas eingeschränkt									—	kein sehr guter Zustand		
Endgradige Bewegungseinschränkung besonders bei Seitneigung li									+	—	Keine Simulation oder Aggravation	
1,5 cm	Stirn horizontal	35°	35°					+		C5 mäßig	Sachlich glaubhaft	
- frei -	über das physiologische Maß ausführbar						+	—	+	5/6		Auf Vorderfahrzeug geschoben
HWS frei beweglich mit leichten endständigen Schmerzen									—	unter Norm gering	Ohne Aggravation	Kopf an Scheibe?

Tabelle 1 (Fortsetzung)

Nummer	GA-Typ	Geschlecht	Alter	Unfalldatum	L/B -st/f	Gurt/Kopfstütze	Latenzzeit	Benommenheit/Bewußtlosigkeit	Übel/Erbrechen	GA-Zeitab.	Kopfschmerzen	Nackenschmerzen	Vertigo	Brachiale Symptome	Sensible Störung	Koordin.-Prüf.	Nystagmus	Subocc. Dd.	Nap Occ. m.	HWS-Querf.	HWS-Dornf.	parav. Hsp.	Plex./Myog.	Levator
46	N	m.	41	2./76	L st			+		15	(+)	(+)						−				−		
47	N	m.	41	3./76	L st	G+ K+		+		10	+	+	+	−	po 5-8									
48	M	w.	41	10./75	L st			⊕		63	+A	+	+		per 3					1	2			
49	O	w.	41	6./74	L st					36		+		Bra re.								+		+
50	C	m.	41	9./75	L st		0,5		Ü	26	+	+							+			+		
51	C	m.	42	4./76	L st			+		13	− Ischialgie	−	−											
52	C	w.	42	10./79	L st					9	+	+							−			+	P M	
53	M	w.	42	11./72	B st		2			46	+	+	+		per 5,8						2			+
54	N	w.	43	12./79	L ?		3			12	+	+	+	−					2 3				+	
55	O	w.	43	3./77	L st	G+				26	+	+		Bra bds				*3 re.			3	+		
56	C	m.	43	1./78	L st					4	+	(+)										+		
57	C	m.	44	7./76	L st	G+ K+		+		23	+D	+		Par bds	po 7,8				+			+	M	
58	C	m.	44	9./76	L st	G+ K+			Ü	35	+	+	+	Par bds	−		−		+			+	M	
59	O	m.	44	5./79	L st	G+ K+				11	+		⊕	Par li.	−			+				+ s		
60	M	w.	44	12./69	? ?					107	+	+	+	Bra re.	per 3,4,5,7					1 re.	2			
61	O	w.	44	9./73	? st					33	+A	+	−	Bra bds								+		
62	M	w.	45	1./76	L st					46	+	+			per 4									+
63	O	w.	45	5./76	L st					54	(+)	+	⊕									+ m	(+)	
64	C	m.	46	2./79	L f	G+		+		16		+			po 6									
65	O	m.	46	9./78	L st					32	+A		−									+ m		
66	O	m.	47	6./78	L st		1	+		20	(+A)	+	+								6 7	+ s		
67	O	m.	47	9./78	L st	G+ K−	0			25	+	+	+	Bra li.						a	a			
68	C	m.	47	5./78	L st					23		+										+	P	
69	N	w.	47	10./72	? ?		5	−		10	+	+			−	−	−							

Anteflexion	Retroflexion	Rotation links	Rotation rechts	Seitneigung li	Seitneigung re	Blockierung	Hypermobilität	Kopfgelenk Streckhaltung	Degenerative Veränderungen Etagen	For.-enge	Psychischer Zustand	Verschiedenes und Besonderheiten
– normale Beweglichkeit –									keine normal			
gering erniedrigt	endständig smft			gering erniedrigt		Rö 5/6		+	5/6		Ausgeglichen	„Riese", LKW fuhr auf
4 cm	45°	80° smft	80°	80°	40°	0/1 1/2	+	+	4/5/6 mäßig			Auffahrt mit ca. 120 km/h
25°	25°	45°	45°	30°	30°			+	6/7/D1 leicht			
in allen Richtungen eingeschränkt												
In allen Richtungen frei und ohne Schmerzen beweglich							–	+	5/6/7 mittel			
HWS ohne wesentliche Bewegungseinschränkung									Rö LWS			Lehne abgebrochen 1973 Nukleotomie
1,5 QF	60°	70°	70°	30°	40°			+	2/3/4 gering			
–	frei	–	2/3 eingeschränkt	endständig smft		0/1 2/3		–	2/3/4/5			Leichter LKW, auf Vorderfahrzeug
0 cm	Rotation re. endgradig smft eingeschränkt					Rö 6/7		+	6/7 leicht		Auf Unfall fixiert	Kopfprellung
0 cm	17 cm			35°	35°		–	+	4/5/6 gering			
0 cm	Stirn waagrecht	Dreh. u. Seitn. links endgradig behindert						+	6/7 gering			
„gelingt zu 2/3 und 3/4 der Norm"								+	4/5/6 mäßig		Psychisch überlagert	1975 Auffahrunfall
4 cm	19 cm	70°	80° smft	11,5 cm	11,5 cm smft			+	5/6/7 mäßig			
In allen Richtungen deutlich eingeschränkt							–	+	st			
Keine Einschränkung, geringe endständige Bewegungshemmung bei Rotation						0/1		+	mäßig		Gering depressiv	
Deutliche Bewegungseinschränkung aller Bewegungsrichtungen								–	4/5/6 deutlich			
nicht auffällig	um 10° einge-schr.	o. B.	um 15° ver-min-dert	o. B.		0/1 2/3 3/4			5/6 deutlich			Mittlerer LKW, auf Vorderfahrzeug
Leichte Hypermobilität						+	+	–	5/6/7 gering			
0 cm	19 cm	alle um etwa ⅓ smft eingeschränkt						–	4/5/6 deutlich		Sitz ausgerissen ins Heck geschleudert	
–	frei	–	leichte Einschränkung			–	–	+	gering			
weitgehend frei	mäßig eingeschränkt					–		+	2/3	F 5/6		LKW aufgefahren
Schmerzhafte Einschränkung der HWS-Beweglichkeit							–	+	2/3 deutlich		Überbewertung starke psychogene Komponente	VW-Bus 120 km/h aufgefahren
13 cm	17 cm	60°	20°	15 cm	13 cm			+	4/5/6/7 deutlich			Narben am Hals nach Lymphadenektomie
Seitneigung und Rotation in Retroflexion um 30%, sonst a um 15% endgradig eingeengt							–		?		(depressiv) Ohne Anzeichen für Simulation	

Tabelle 1 (Fortsetzung)

Nummer	GA-Typ	Geschlecht	Alter	Unfalldatum	L/B -st/f	Gurt/Kopfstütze	Latenzzeit	Benommenheit/Bewußtlosigkeit	Übel/Erbrechen	GA-Zeitab.	Kopfschmerzen	Nackenschmerzen	Vertigo	Brachiale Symptome	Sensible Störung
70	C	m.	48	7./77	L st	G+ K-	0	-	-	11	+D		+		(per 3)
71	C	m.	48	3./73	L f?					79		+		-	-
72	N	m.	49	6./69	L st		24	⊕	Ü E	9	+	+	+		-
73	N	w.	49	11./75	B st	G- K-	0	+	-	9	+	+		-	-
74	C	m.	49	4./73	L st	G+ K-	3	+		54	+D	+	+	Par bds	
75	O	w.	49	4./78	L st					30	+	+	+		
76	C	m.	50	1./78	L st					6	+			Bra li.	-
77	O	m.	51	11./76	L st				Ü E	16		+	+		
78	O	w.	51	9./73	B ?				+	37	+		+		
79	C	m.	51	5./78	L ?					8		+			-
80	C	m.	51	1./78	L ?	G+ K+		+		24	+	+		Par 6-8	-
81	C	w.	53	4./77	B st				-	5	+	+	-	Par 6-8	
82	O	m.	53	4./79	L st	G+		+	Ü E	6	+	+	+		-
83	C	m.	53	1./78	L st					17	+				-
84	O	m.	54	4./78	L f	G+ 0,5		+		24	+D		⊕	Par bds	
85	C	w.	54	11./76	B st					19		+		Par re.	
86	N	m.	55	10./75	L st	K-		⊕	Ü E?	16	+	+	+		po 4
	C									20	+	+	+		
87	O	m.	56	11./78	L f					10	+D	+			
88	N	m.	56	8./76	L f		0	-	Ü E	10	+D	+	+	-	-
89	C	w.	56	12./76	L f	G+ K+	3		Ü E	14	+	+	-	-	po re.
90	O	m.	57	2./77	L st	G+ K+	10			47	+A	(+)	(+)		-
91	O	w.	57	9./79	L st					17	+A	+	+		

Nummer	Koordin.-Prüf.	Nystagmus	Subocc. Dd.	Nap Occ. m.	HWS-Querf.	HWS-Dornf.	parav. Hsp.	Plex./Myog.	Levator
70	+	+		+		a	-		
71	-						+	P	
72	-								
73	-	-							
74	+	(+/E)		+		6/7	+		
75		+					+ ss		+
76			+			a			
77					2-5	2-5	+ ss		
78						a	+ m		
79			*4 re. 5 li.				+	M	
80				-			+		
81	-			+			+	P	
82				+			+		
83							+ m		
84					5/6	1-/3	+ ss		
85			*5,6				+	M	
86	+		+				+		
			+				+		
87							+		
88	-								
89				+			+		
90									
91					a	a	+		

Anteflexion	Retroflexion	Rotation links	Rotation rechts	Seitneigung li	Seitneigung re	Blockierung	Hypermobilität	Kopfgelenk	Streckhaltung	Degenerative Veränderungen Etagen	For.-enge	Psychischer Zustand	Verschiedenes und Besonderheiten
vollständig frei, keine endgradigen Schmerzen									+	keine über Alter hin			Gurtprellung
4 cm	19 cm	30°	80°	11 cm	12 cm				+	4/5/6/7 deutlich		Nervös Tremor	
Passive Rotation nach re. schmerzhaft, Retroflexion beträchtlich schmerzhaft									−	5/6 deutlich		Sachlich ausgeglichen	
Bewegungen in normalem Maß durchführbar						−	−		+	gering, altersphysiologisch		Emotional labil	Schlafstörung
Retroflexion 30° 60° 45° 30° ⅔ eingeengt								−	−	5/6/7 deutlich		Niedergeschlagen	Lehne abgebrochen, auf Vorderfahrzeug
Beweglichkeitseinschränkung in allen Richtungen									+	5/6/7 deutlich		Stark depressiv	Drop-attacks?
5 cm	22 cm	80°	80°	15 cm	15 cm					5/6/7 ausgeprägt			1. Schleudertrauma 1970
in allen Richtungen endgradig eingeschränkt													
Alle Bewegungen mäßiggradig eingeschränkt						Rö 3/4			−	mäßig		Müde	Vegetativ stigmatisiert
Sehr deutliche Bewegungseinschränkung um										4/5/6/7 deutlich			
¾	¼	⅓	⅓	⅓	⅓								
altersentsprechend		nach re gegenüber li um ¼ eingeengt		nach li gegenüber re um ¼ eingeengt					+	4/5/6 deutlich		Seelische Fehlhaltung	53 (!) Rö-Aufnahmen
0 cm	14 cm	60°	50°	30°	30°				+	unwesentlich			Beule an der Stirn
Vorwärtsbeugung endgradig schmerzhaft, sonst nach allen Richtungen frei									−	5/6/7 erheblich	F,g 5/6	Sachlich glaubhaft	1. Auffahrunfall 1960
0 cm	17 cm			nach bd. Seiten frei					+	4/5/6/7 mittel	F, dtl. 4/5		Lehne abgebrochen, Sitz ausgerissen
0 cm	Stirn waagrecht	in allen Richtungen mäßig eingeschränkt							+	mäßig			LKW aufgefahren
Beweglichkeit in allen Richtungen stark eingeschränkt									+	mäßig	F,m 3/4 6/7		
Seitneigung und Torsion nach li um ¼ der Norm eingeschränkt									−	5/6/7 erheblich			
bezüglich Orbita-Gehörgangs-Linie									+	5/6/7 mittel			Stirn auf Lenkrad
30°	60°	60°	45°	10°	10°								
HWS-Bewegung smhft, v. a. Rotation nach li und Seitneigung nach re eingeschränkt									+	6/7 deutlich			
3 cm		60°	50°	2 cm	4 cm	Rö 5/6				5/6/7 schwer			
Bewegung global aktiv und passiv vermindert								+	+	5/6/7 mittel			
In allen Ebenen um ¼ eingeschränkt und endgradig schmerzhaft										5/6/7 mäßig		Depressiv suizidal	Okziput li. Platzwunde schräg angefahren
2 cm	17 cm	70°	50°	20°	30°			−	−	3/4/5/6 mittel	F 3/4		Von li. schräg angefahren
eingeschränkt mäßiggradig eingeschränkt						Rö 2/3 4/5			+	4/5/6 fortgeschritten			

Tabelle 1 (Fortsetzung)

Nummer	GA-Typ	Geschlecht	Alter	Unfalldatum	L/B -st/f	Gurt/Kopfstütze	Latenzzeit	Benommenheit/ Bewußtlosigkeit	Übel/Erbrechen	GA-Zeitab.	Kopfschmerzen	Nackenschmerzen	Vertigo
92	O	m.	59	10./78	L st			+		18	+	+	
93	C	w.	59	2./79	L ?	G?				21	+	+	
94	C	m.	59	2./79	L st			−		20	+	+	−
95	C	m.	59	5./79	L st					12	+D	+	+
96	C	m.	61	9./74	L st					48	+D	+	
97	O	m.	63	1./76	L st					35	+A	+	(+)
98	O	w.	63	7./77	B st	G+ K+	24			29	+A	+	
99	C	w.	64	5./79	L st	G+ K+				6	+	+	
100	C	m.	71	9./78	L st	K−	0			18	+	+	−

Nummer	Brachiale Symptome	Sensible Störung	Koordin.-Prüf.	Nystagmus	Subocc. Dd.	Nap Occ. m.	HWS-Querf.	HWS-Dornf.	parav. Hsp.	Plex./Myog.	Levator
92							a	a	+ ss		+
93		−				−			+	P M	
94	Par 6-8	−	−			+			+ m	P	
95	Bra bds	−							+ m	M	
96	Par re.	po 7				−			+		
97							a	a	+		+
98		−			+				+		
99		−								M	
100		−							+ m		

Tabelle 2. Zusätzliche Befunde ausgewählter Patienten aus Tabelle 1. Abkürzungen: *For.-enge* Einengung der Foramina intervertebralia, *bd.* beide, *Dig* Digitus (Digiti)

Nr.	Unkarthrose a.-p.	For.-enge	Brachialgie	Parästhesie	Sensible Störungen	Schwindel
5		5/6 gering				+
6		o.B.			Hyperästhesie C_3	+
7	gering					+
9				re. Arm	Hyperästhesie $C_3 + C_4$ re. betont	+
12		o.B.	(re. Arm)	re. Unterarm, Dig 4 + 5		(+)
13			re. Arm	re. Arm	Hypalgesie $C_{3,4,5}$, re.	(+)
14				re. Arm		+
15				li. Arm		+
17			(bd. Arme)			
18				(bd. Arme)	Hyperästhesie und -algesie $C_3 + C_4$	
20		2/3/4 gering				(+)
23			li. Arm			
24			li. Arm		(Bizepsreflex li. abgeschwächt)	+

Anteflexion	Retroflexion	Rotation links	Rotation rechts	Seitneigung li	Seitneigung re	Blockierung	Hypermobilität	Kopfgelenk	Streckhaltung	Degenerative Veränderungen Etagen	For.-enge	Psychischer Zustand	Verschiedenes und Besonderheiten
Frei	frei	um ½ eingeschränkt							–	3/4/5/6/7 deutlich			Hohe Geschwindigkeit des Auffahrenden
7 cm	15 cm	90°	30°	8 cm	10 cm				+	keine			Auf Lenkrad geprallt
4 cm	16 cm	70°	70°	20 cm	20 cm				+	5/6/7 schwerst	F,g 5/6/7	Sachlich glaubhaft	
Schmerzbedingte Einschränkung um ½ in allen Ebenen									–	altersentsprechend			
Drehung und Beugung endgradig smft eingeschränkt									–	3/4 6/7	F		li. Auge tränt 32 (!) Rö-Bilder
0 cm	19 cm	frei		frei						4/5/6 mäßig			30-Tonnen LKW
2 cm	15 cm	60°	70°	30°	30°			–	+	5/6/7 ausgeprägt	F		Nach vorn gebeugt Kopfstütze gebrochen
2 cm	14 cm	um ⅓ eingeschränkt	um ½ eingeschränkt			Rö 4–7			+	4/5/6 Osteoporose		Unauffällig	
4,5 cm	20°	40°	50°	15°	20°				–	5/6/7			Kalkeinlagerung in A. vertebralis

Tabelle 2 (Fortsetzung)

Nr.	Unkarthrose a.-p.	For.-enge	Brachialgie	Parästhesie	Sensible Störungen	Schwindel
25					Hyperalgesie $C_3 + C_4$	
26		o. B.		Unterarm + Dig 5		
27		5/6	re. Arm		Hypästhesie C_7 + Dig 2, 3, 4 re. (+ Abschwächung Trizepsreflex)	(+)
28				re. Arm		
29	5/6/7 gering		li. Arm	bd. Arme	Hyperästhesie $C_2 + C_6$ li. Hyperalgesie C_2 li.	
30			li. Arm			+
31	4/5/6 deutlich					+
32	leicht					
33	leicht		li. Hand	li. Hand		
35		4/5 gering	li. Arm		Hypästhesie li. Arm	+
36	4/5/6 mäßig	3/4/5 gering				
37				li. Arm		

Tabelle 2 (Fortsetzung)

Nr.	Unkar-throse a.-p.	For.-enge	Brachi-algie	Par-ästhesie	Sensible Störungen	Schwindel
38					Hyperalgesie C_4	
39	deutlich					(+)
42				li. Arm Dig 3, 4, 5	Hypästhesie und -algesie re. C_8, li. $C_7 + C_8$	
47		5/6			Hypästhesie li. Arm	+
48·	4/5/6 mäßig				Hyperästhesie C_3 re. und bd. Hände volar	+
52		gering				
53					Hyperästhesie $C_5 + C_8$	+
55	4/5/6 gering	o. B.	bd. Arme			
57		o. B.		bd. Arme	Hyperästhesie $C_7 + C_8$ re.	
58	gering			bd. Arme		+
59	stark			li. Dig 1–3		+
60			Oberarm re.		Hyperästhesie $C_{3,4,7}$ bds C_5 re., Hyperalgesie $C_{3,4}$ bds	+
61	deutlich		bd Arme			
62	5/6 li deutlich	5/6 li deutlich			Hyperalgesie C_4 Hyperästhesie C_4 li.	
64					Hypästhesie Dig 1 re.	
66		3/4 li, gering 5/6 re, gering				+
67	2/3/4 deutlich	o. B.	li. Arm			+
70					(Hyperalgesie C_3 li.)	+
72	5/6 deutlich	5/6 deutlich				+
73	5/6/7 gering					
74				bd. Arme		+
75	5/6/7 deutlich					+
76			li. Arm			
77	mäßig					+
80				bd. Hände		
81		6/7 gering		li. Hand		
82	4/5 deutlich	4/5 deutlich				+
84		3/4 und 6/7 re mäßig		bd. Arme		+
85		o. B.		re. Arm		
86	6/7 mäßig				Hypalgesie bd. Schultern C_5	+
89		o. B.			Hypalgesie re. Körperhälfte	

Tabelle 2 (Fortsetzung)

Nr.	Unkar-throse a.-p.	For.-enge	Brachi-algie	Par-ästhesie	Sensible Störungen	Schwindel
90	5/6/7 begin-nend	3/4 mäßig				(+)
92	3–7 deutlich					+
94	4/5/6 leicht	4/5/6 gering		re. Hand		
95				bd. Oberarme		+
96		3/4 und 6/7 mäßig		re. Arm	(Hypästhesie C_7 re.)	
97	4/5/6 deutlich					(+)
98		5/6/7 deutlich				

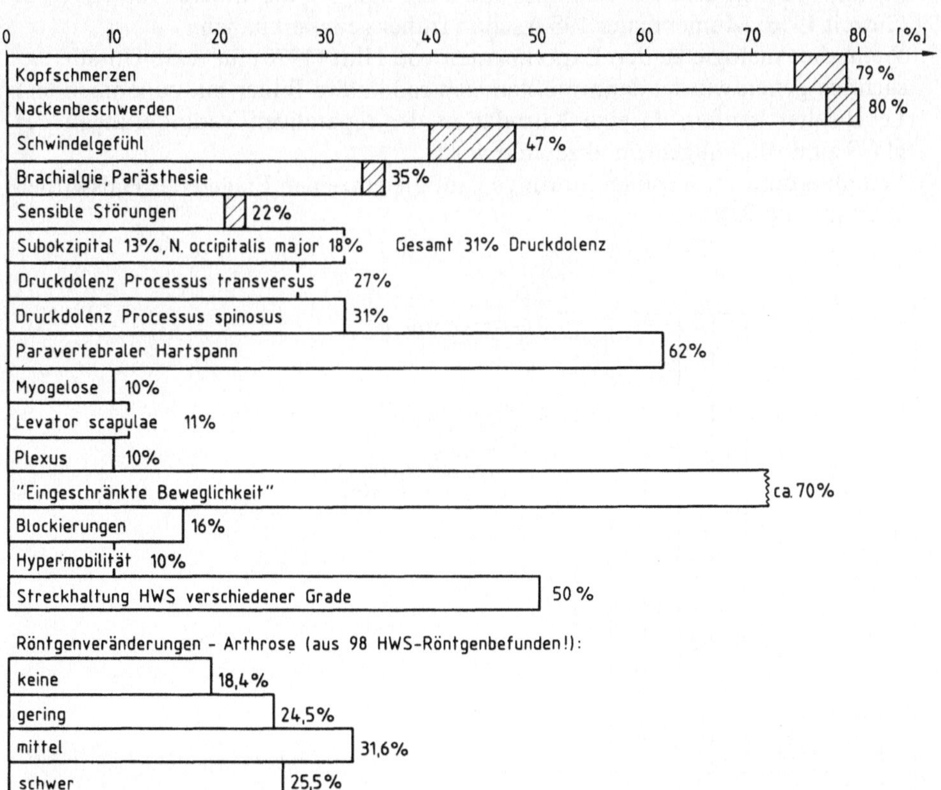

Abb. 25. Prozentuale Häufigkeit der wichtigsten Klagen und Befunde in den Gutachten (Merkmale unter 10 % sind nicht aufgeführt. s. dazu Text S. 56.)

6.8 Das „posttraumatische zervikookzipitale Syndrom"

Abbildung 25 gibt die prozentuale Häufigkeit der wichtigsten Klagen und Befunde
wieder, wie sie sich in den Gutachten finden. Mitgezählt sind auch diejenigen Beschwerden, die nach dem Unfall auftraten, bei der jeweils letzten gutachterlichen
Nachuntersuchung aber wieder verschwunden waren (schraffiert).

6.9 Ergebnisse

1) Aus den erhaltenen Daten der Tabelle 1 (S. 58–67) läßt sich kein beweisbarer Zusammenhang zwischen Schwindel und Kopfschmerzen einerseits und „degenerativen Veränderungen" der HWS andererseits aufzeigen.
2) Die Daten der Tabelle 2 (S. 66 ff.) ergeben folgendes (s. Abb. 26):
   Überraschenderweise zeigen beide Kurven eine ähnliche Altersverteilung, ein
   weiterer Befund, der gegen eine „Bahnung" der Läsion durch vorgeschädigte
   Segmente spricht. Damit ist der oft gezogene Schluß: höheres Alter gleich höhe-
   rer „Verschleiß", also engere Intervertebrallöcher, also mehr Wurzelirritation, erneut in Frage gestellt worden. Dies stützt die Skepsis, die andere Autoren (z. B.
   Gutzeit 1956; Mumenthaler 1980) schon früher geäußert haben.
   Wenn die Analogie zu den Experimenten von Hinz (1970) für reale Unfälle tatsächlich gelten würde, dann müßten sich radikuläre Bilder mit zunehmendem
   Lebensalter häufen, da eine Korrelation der reparativen Veränderungen der
   HWS zum Alter allgemein akzeptiert wird.
3) Verteilungsmuster sensibler Störungen auf die einzelnen Etagen der Halswirbel-
   säule (s. Abb. 27):

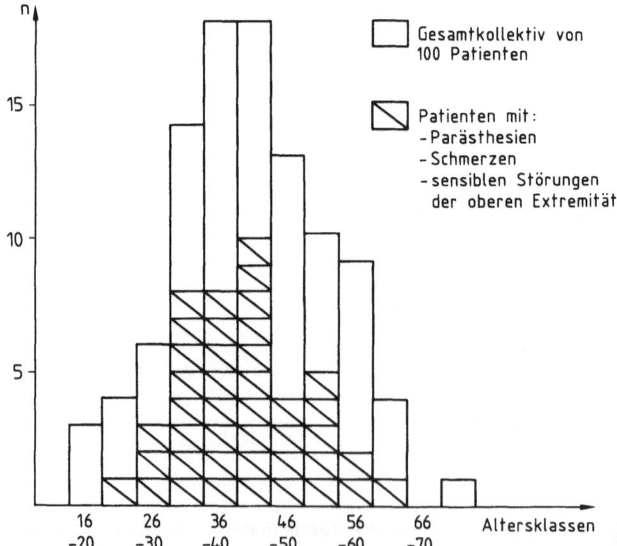

Abb. 26. Diagramm der Altersklassen der Patienten

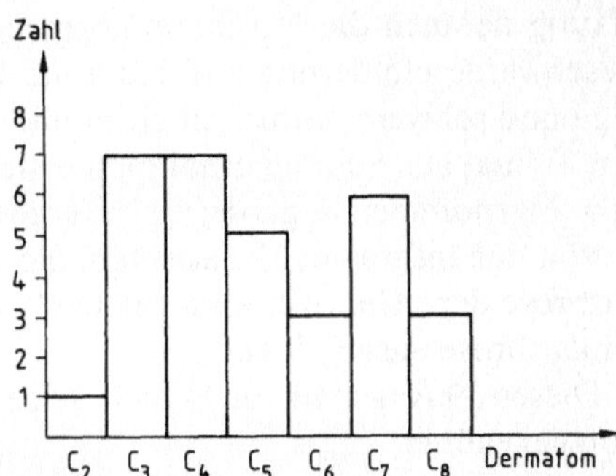

Abb. 27. Sensible Symptome nach Dermatomen geordnet (insgesamt 19 Patienten)

Zur Häufigkeit brachialer Symptome bei degenerativen Wirbelsäulenerkrankungen schreiben Lange u. Hipp (1981):

Am häufigsten findet man ein C7, C8-Syndrom (mehr als ⅔ der HWS-Syndrome), während C6-Syndrome nur in ¼ der Fälle vorkommen und ein C5-Syndrom in weniger als 5 %.

In Abb. 27 sind die in Tabelle 1 beschriebenen sensiblen Symptome – Hypästhesie sowie Hyperästhesie – nach Dermatomen geordnet aufgetragen (mitgezählt ist Nr. 24 als C_5, C_6, nicht gewertet die Nr. 35, 47, 89).

Obwohl die Zahlen für eindeutige Aussagen zu klein sind, ist allein schon das Auftreten von Symptomen in den *oberen* zervikalen Dermatomen bemerkenswert.

4) Von 24 beurteilten Patienten nährt nur jeder dritte den Verdacht auf eine „Renten-" oder „Entschädigungsneurose". Der überwiegende Teil der Patienten ist glaubhaft.

6.10 Eigene Stellungnahme

Die praktisch-klinische Erhebung der Befunde an der HWS ist nicht vergleichbar und ungenau: z. B. „Verspannung der paravertebralen Muskulatur". Die Beweglichkeitsprüfung ist oft unzureichend dokumentiert (s. S. 55, Zitat Cotta 1980). Es fehlt häufig die genaue Angabe der getasteten anatomischen Strukturen, fast immer die Untersuchung am liegenden Patienten. Die von Hinz (1978) vorgeschlagene Untersuchung der Rotation in Ante- und Retroflexion fand sich in den chirurgischen, neurochirurgischen und orthopädischen Gutachten nur in einem einzigen Fall.

Der Ausdruck „subokzipitale Druckdolenz" ist ungenügend. Es besteht der Verdacht, daß die dokumentierte „Druckdolenz des N. occipitalis major" in Wahrheit auf einem muskulären Befund beruht.

Hierzu Barolin u. Meixner (1981):

Wichtig ist es, nach Druckpunkten im hinteren Kopfbereich zu fahnden, welche dem Okzipitalisausbreitungsgebiet entsprechen, wohl aber nur zum Teil neuralgische Reizzonen sind, zum Teil wahrscheinlich auch sogenannte Muskelansatztendinopathien.

Häufig nehmen die Beschreibungen der Röntgenaufnahmen mehr Raum ein als
Beschwerdeschilderung und klinische Befunderhebung. Von 16 Patienten, die mäßige und schwere Arthrosen eines oder mehrerer „Unkovertebralgelenke" aufwie-
sen – 7mal aus Schrägaufnahmen ersichtlich, 9mal aus den a. p.-Aufnahmen indi-
rekt angenommen –, gaben 10 an, unter Schwindelgefühl zu leiden.

Von den insgesamt 39 Patienten, die über Schwindel klagten, zeigten 20 keinerlei
Arthrose der „Unkovertebralgelenke", in 4 weiteren Fällen war eine geringgradige
Unkarthrose ausgebildet.

Diesen 39 Angaben von Schwindelgefühl stehen nur 20 Prüfungen der Koordina-
tion gegenüber.

Teil IV

Fragebogenaktion und Nachuntersuchung –
Ergebnisse der Fragebogenuntersuchung

Nachuntersuchung und Manualbefunde

Zusammenfassung

7 Fragebogenaktion und Nachuntersuchung – Ergebnisse der Fragebogenuntersuchung

Zur Konzeption des 7 Din-A-4-Seiten umfassenden Fragebogens
s. Musterexemplar im Anhang, S. 105–111

7.1 Rücklaufquote

Von 100 im September 1981 verschickten Fragebogen erreichten 15 wegen Unzustellbarkeit ihren Adressaten nicht. Von den verbliebenen 85 erhielt ich bis zum Jahresende 1982 38 ausgefüllt zurück. Es waren je 19 männliche und weibliche Patienten mit einem Gesamtdurchschnittsalter von 45,2 Jahren zum Unfallzeitpunkt. Bedenkt man den großen Umfang des Fragebogens, dann ist diese Rücklaufquote von rund 44 % schon überraschend.

Die geringe Alterserhöhung dieses Kollektivs um 3 Jahre gegenüber der Grundgesamtheit (42,2 Jahre) läßt verschiedene Interpretationsmöglichkeiten zu:
- Jüngere Leute haben weniger Zeit und Interesse für Fragebogen.
- Ältere Leute sind in ihrer Körpersphäre leichter zu „verletzen" und ihre Rekonvaleszenz dauert länger.
- Ältere Leute leiden mehr unter ihren Beschwerden im Sinne des „narzißtischen" Rückzugs im Alter.

Vor allem die beiden letztgenannten Überlegungen bieten sich als Erklärung für den Altersanstieg an. Daß solche plausibel scheinenden Spekulationen aber nur mit Vorsicht zu bewerten sind, zeigt einmal das Alter der „unzustellbaren" Patienten von 36,2 Jahren beim Unfall. Offensichtlich führt die in jüngeren Jahren noch größere räumliche Mobilität dazu, daß eher ältere Patienten von meinem Fragebogen erreicht wurden: So beträgt das Durchschnittsalter beim Unfall der 85 Patienten, die überhaupt den Fragebogen erhielten, 43,3 Jahre.

7.2 Aufstellung der befragten und nachuntersuchten Patienten

Die mittlere Zeitdifferenz Unfall – Befragungszeitpunkt (1.9. 81) betrug rund 5,5 Jahre, der Zeitabstand bis zur Nachuntersuchung im Mittel 5 Jahre und 1 Monat.

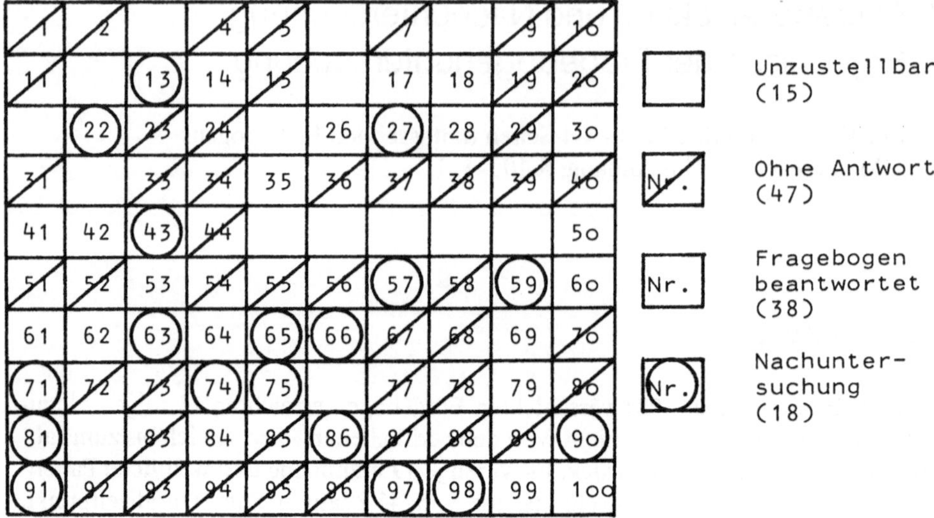

Abb. 28. Aufstellung der befragten und nachuntersuchten Patienten

7.3 Inhalt und Konzeption

Der Fragebogen enthält folgende Themenkomplexe:
- Unfallumstände und Frühphase,
- Beschwerden im somatischen Bereich,
- Kopfschmerzen und Wirksamkeit der Therapie,
- Zufriedenheit mit der ärztlichen Behandlung,
- Fragen zu Beruf und Arbeitsplatz,
- psychovegetative, psychosoziale und affektive Befunde,
- Fragen zu Vorerkrankungen,
- Fragen zum Entschädigungs- bzw. Rentenverfahren,
- Fragen zur Begutachtung.

Grundsätzlich scheinen die Angaben der Patienten wahr und glaubhaft zu sein.

Dennoch ist nicht auszuschließen, daß mancher in dem Gefühl, jetzt endlich seine Beschwerden ausführlich vorbringen zu dürfen, zu vieles als auf sich zutreffend angekreuzt hat, zumal, wenn der Umfang des angebotenen Auswahlkatalogs berücksichtigt wird. Überhaupt ergeben diese Fragebogenantworten m. E. keine „harten" Daten, die sich exakt auszählen und in ihren Häufigkeiten interpretieren ließen. Denn gerade bei subjektiven Beschwerdeschilderungen ist eine definitive semantische Genauigkeit nicht zu erwarten.

Vielmehr sollte die Befrageaktion eine Bestandsaufnahme des typischen Gesamtbildes der Patienten erbringen, die in ihrer Tendenz mögliche charakteristische Züge des Leidenszustandes konturiert und die individuelle persönliche Erlebnissphäre widerspiegelt. Deshalb wurden nur bei wenigen markanten Details Prozentangaben verwendet.

Die Antworten, bei denen Raum zu eigener Rede gegeben war, werden als typische Passagen im Wortlaut wiedergegeben.

7.4 Bestandsaufnahme des typischen Gesamtbilds

7.4.1 Kopfhaltung im Augenblick des Aufpralls

25 Patienten blickten geradeaus, 4 davon hatten sich als Beifahrer nach vorne zum Handschuhfach gebeugt. 7mal war der Kopf nach rechts, 3mal nach links gedreht. 3mal war die Kopfhaltung nicht mehr erinnerlich. 4 der Fahrer gaben an, sie hätten das auffahrende Fahrzeug kommen sehen und den Unfall geahnt.

7.4.2 Symptome unmittelbar nach dem Aufprall

4 Unfallopfer gaben kurze Bewußtlosigkeit an, 18mal „schwarz vor den Augen", 24mal „Übelkeit", 7mal „Erbrechen".

7.4.3 Auftreten von Kopfschmerzen

In 15 Fällen waren sofort Kopfschmerzen vorhanden. In 21 Fällen traten folgende Latenzzeiten auf:

1 mit 10 min,	1 mit 2 h,	3 mit 12 h,
1 mit 20 min,	4 mit 3 h,	1 mit 1 Tag,
1 mit 40 min,	1 mit 4 h,	1 mit 2 Tagen,
2 mit 1 h,	2 mit 5 h,	3 mit 3 Tagen.

Addiert man die 13 Patienten mit sehr kurzen Latenzen von $\leqq 5$ h zu denen mit Sofortkopfschmerzen hinzu, dann klagten 28 Patienten unmittelbar nach dem Unfall über Kopfschmerzen. Demgegenüber liegt die Zahl derer mit beschwerdefreien Intervallen zwischen 5 h und 3 Tagen nur bei 8, entsprechend 22%.

7.4.4 Aufsuchen eines Arztes

Die Zahl derer, die erst nach einem Zeitraum von 12 h den Arzt aufsuchten, beläuft sich auf 12. Wenn berücksichtigt wird, daß ein Teil der Unfälle abends bzw. am Wochenende erfolgte und (bis auf 3 Extremfälle - 1 bzw. 2 Wochen sowie 2 Tage) binnen 24 h ein Arzt aufgesucht wurde, kann die These von einer häufigen Latenzzeit nicht gestützt werden.

7.4.5 Begleitverletzungen

12mal wurde über leichte Prellungen verschiedener Körperteile berichtet; nur in 3 Fällen - Nr. 13, 27 und 86 - ist es anscheinend zu ernsteren Kontaktverletzungen und Hämatombildungen gekommen.

21mal traten keinerlei weitere Verletzungen ein; 2 Patienten machten keine Angabe.

7.5 Beschwerden im somatischen Bereich

Auf der S. 4 des Fragebogens (s. S. 108) waren 54 verschiedene Merkmale zum körperlichen Befinden aufgelistet und mit Zahlen von 21–74 numeriert worden.

Auf S. 5 oben (s. S. 109) wurde nach den zum Befragungszeitpunkt noch vorhandenen Beschwerden gefragt und anschließend nach denen, die schon vor dem Unfall bestanden hatten. Danach wurde eigens erneut nach Kopfschmerzen, Nackenschmerzen und Schwindel gefragt.

Die Häufigkeiten der einzelnen Befunde zeigt Abb. 29: „Welche Beschwerden hatten Sie nach dem Unfall?"

7.5.1 Somatisches Beschwerdebild nach dem Unfall (Frühphase)

Es dominieren Bewegungseinschränkung des Kopfes und Nackenschmerzen, die fast immer angegeben wurden. Sehr häufig sind Kopfschmerzen, Bewegungseinschränkung der Schulter und Empfindlichkeit gegen Wetterumschwung, gefolgt von brachialen Parästhesien („taub") und nächtlichen Schmerzen in Armen und Händen. Danach werden Klagen wie „morgens wie zerschlagen", Empfindungen in den Armen („Schwere", „Schwäche", „Kribbeln") und Drehschwindel („Karussell") sowie als psychisches Element „Konzentrationsschwäche" von jedem 2. Befragten vorgebracht. Recht häufig wird auch die „Unsicherheit beim Gehen", „Ohrgeräusche" sowie „unbeabsichtigtes Fallenlassen von Gegenständen" geklagt (Prozentangabe s. Abb. 29!).

7.5.2 Somatisches Beschwerdebild zum Befragezeitpunkt

Die Rangordnung der Beschwerden hat sich gegenüber der Frühphase kaum geändert (s. Abb. 30). Die Häufigkeit der Kopfschmerzen wurde aus Fragebogen S. 2 (s. S. 106) entnommen, wo die Patienten aufgefordert waren, ihre Schmerzlokalisation und Ausstrahlung einzuzeichnen. Deshalb wurde eine schärfere Unterscheidung bezüglich „Nackenschmerzen" im Fragebogentext unterlassen, um Unklarheiten zu vermeiden.

Daß ein Symptom wie „Schwindel" bei einer Befragung mit festgelegtem Text nur schwierig zu erfassen ist, zeigt folgende Betrachtung: auf Fragebogen S. 4 (s. S. 108) wurde „Drehschwindel-Karussell" (Kriterium Nr. 59) 16mal angekreuzt, die etwas präziseren Kriterien Nr. 63 und 64 „Alles dreht sich nach links (rechts)" jedoch nur 2- bzw. 5mal. Auf die erneute Frage nach „Schwindelgefühl" (Fragebogen S. 5, s. S. 109) schrieben 11 Patienten eigenhändig „Schwindel" auf. Dies kann nur eine Folge der unscharfen Bedeutung des angebotenen Begriffs „Schwindel" sein.

Dennoch ist es wahrscheinlich, daß bei 7 von 38 Patienten (die Kriterien Nr. 63 und 64 waren ursprünglich 11mal angekreuzt worden) beim Befragungszeitpunkt noch Drehschwindelattacken auftreten.

Betrachtet man die Besserungstendenz einzelner Symptome (in Abb. 30 gestrichelt!), dann scheinen sich nächtliche Brachialgien und Taubheitsgefühle in Händen und Armen am häufigsten zurückgebildet zu haben.

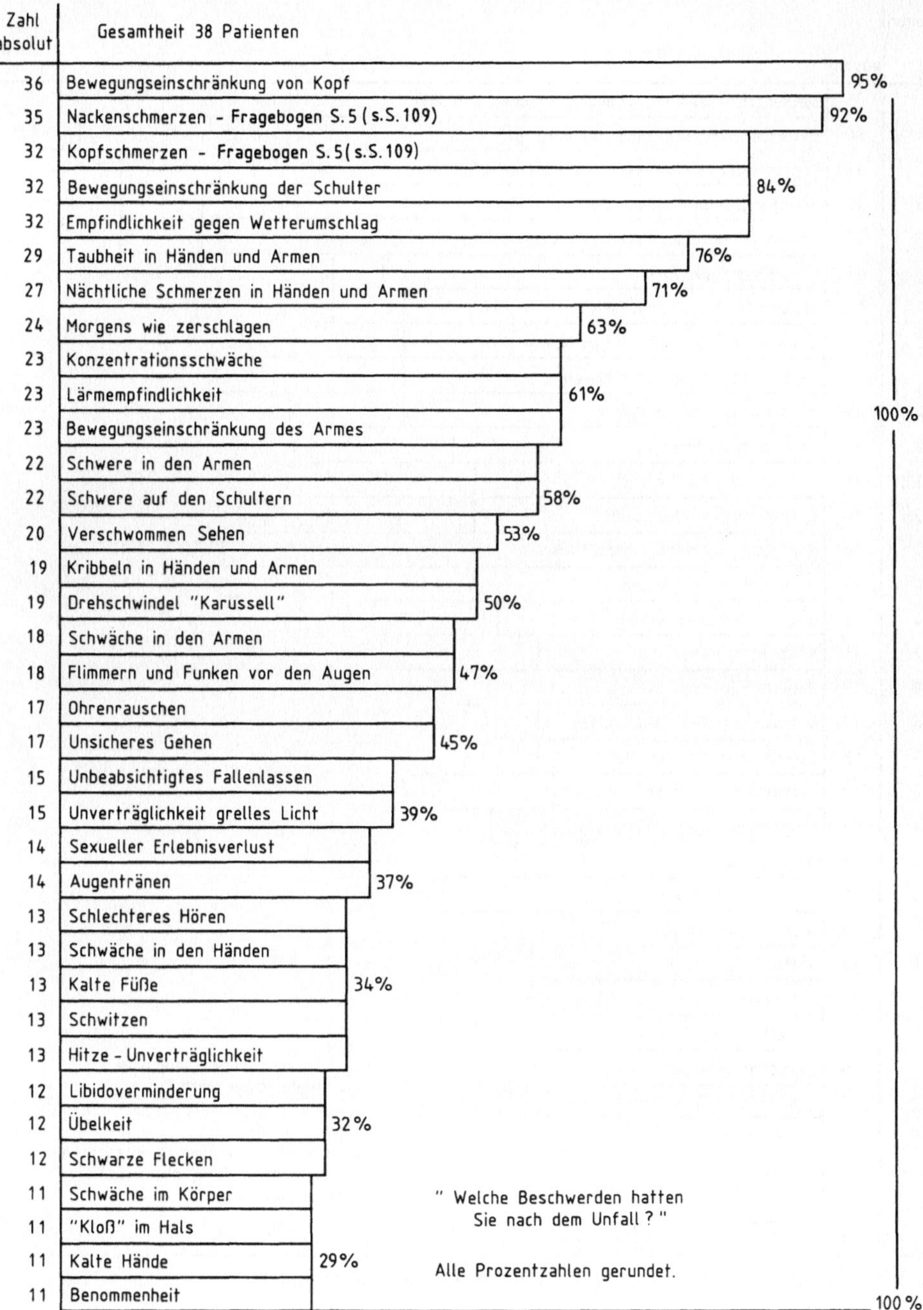

Abb. 29. Prozentuale Angaben der Beschwerden nach dem Unfall

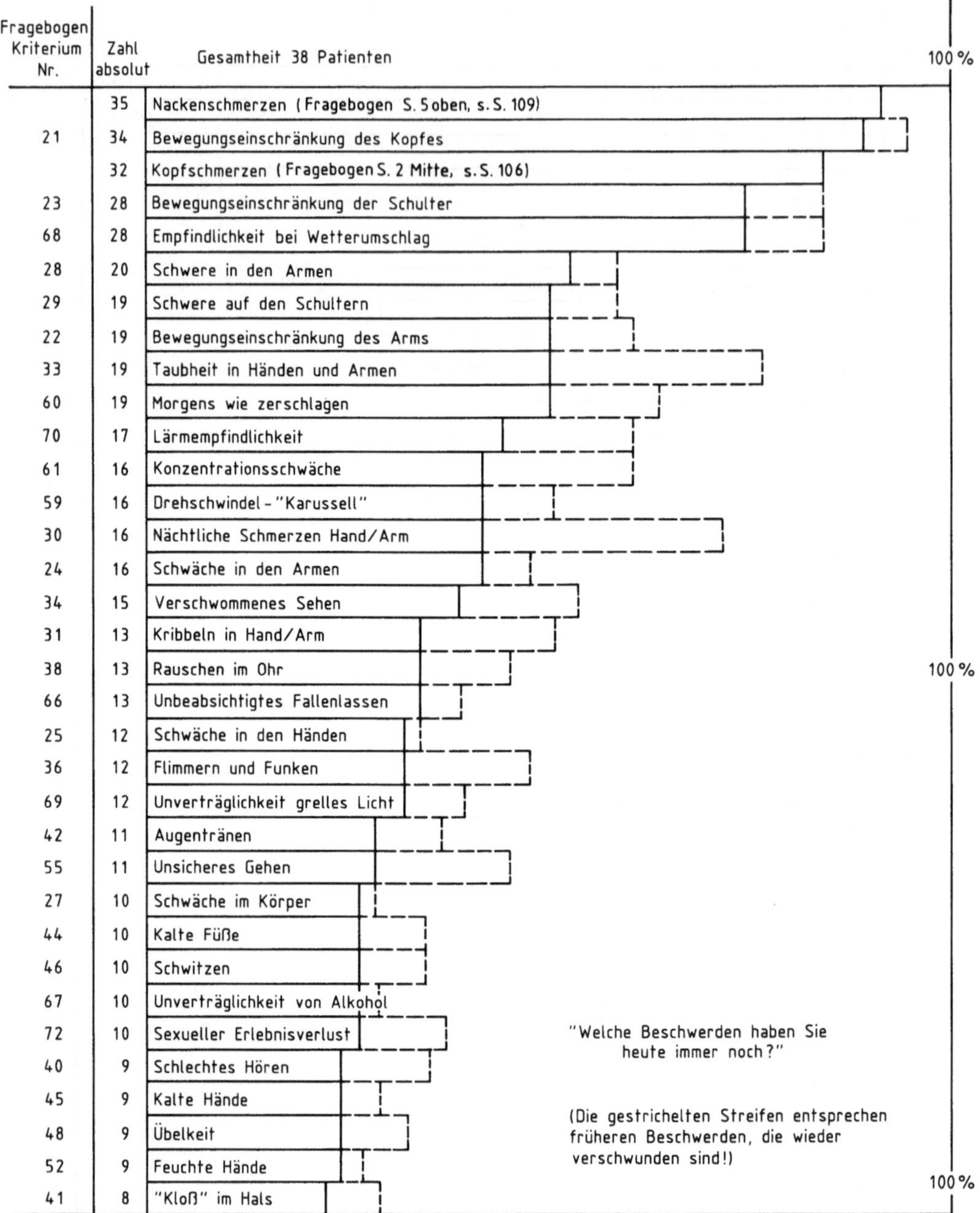

Abb. 30. Prozentuale Angaben der Beschwerden zum Befragezeitpunkt

„Ohrgeräusche" und „Beeinträchtigung von Libido und Potenz" werden später noch gesondert interpretiert werden.

Einzelne Beschwerden

Kopf- und Nackenschmerzen

Alle 38 Befragten litten angeblich früher nie unter Beschwerden im Nacken-Hinterkopf-Bereich.

Die Kombination von „Kopf-" und „Nackenschmerzen" wurde 29mal notiert, 3mal nur „Kopfschmerz", 6mal nur „Nackenschmerzen" (Fragebogen S. 5 Mitte, s. S. 109).

„Leiden Sie noch heute unter Kopfschmerzen?" Diese Frage bejahten 35 Patienten.

Schwankungen im Tagesverlauf

Dies bestätigten 29 Patienten, 6 gaben einen konstanten Dauerschmerz an.

Tagesrhythmik

„Wann sind die Kopfschmerzen am heftigsten?"
Bei 23 Patienten bei körperlicher Anstrengung,   bei 8 Patienten abends,
bei 11 Patienten beim Erwachen im Bett,   bei 6 Patienten nachts,
bei 9 Patienten beim Aufstehen,   bei 5 Patienten mittags,
bei 9 Patienten morgens,   bei 2 Patienten nachmittags.

Schmerzlokalisation

Die in das Schema (Fragebogen S. 2 unten, s. S. 106) eingetragenen Kopfschmerzbereiche wurden vergröbernd in 5 Kategorien eingeteilt (Tabelle 3).
- Rein okzipital: einseitig oder beidseitig.
- Einseitig okzipital mit beidseitigem Stirnkopfschmerz.
- Okziput, Kalotte bzw. Scheitel und Stirn einschließende Ausstrahlung: einseitig oder beidseitig.

Die als typisch bekannte Kopfschmerzausstrahlung („Helmabstreifen") wird von 16 der 35 Kopfschmerzpatienten angegeben, von weiteren 8 nur einseitig. 9 Patienten beschrieben die Schmerzen als rein okzipital.

Eventuell von Bedeutung ist die Erscheinung, daß 4 der 8 Patienten mit hemikraner Symptomatik ein hohes Alter aufweisen: Nr. 91, 98, 99 und 100.

Tabelle 3. Vorkommen der verschiedenen Kopfschmerzbereiche bei den Patienten

	Einseitig	Beidseitig
Okzipital	4	5
Okzipital + Stirn	1 re., 1 li.	
Frontal + okzipital Fronto-temporo-okzipital	8	16

Häufigkeit der Kopfschmerzen
Zur Abschätzung der Häufigkeit kann der Gebrauch von Analgetika einen ungefähren Eindruck geben.

Auf die Frage: *„Welche Schmerzmittel nehmen Sie noch heute gegen die Kopfschmerzen?"* wurde von 12 Patienten „überhaupt keine" angekreuzt. Die übrigen 26 Patienten nehmen Schmerzmittel ein, und zwar:

täglich: 12 Patienten;	bei Bedarf: 1 Patient;
alle 3 Tage: 5 Patienten;	selten: 4 Patienten;
einmal pro Woche: 1 Patient;	ohne Angabe: 2 Patienten;
einmal pro Monat: 1 Patient.	

Ergebnis: Etwa die Hälfte der Patienten nimmt noch kontinuierlich Analgetika!

Ohrgeräusche
Jeder 3. Patient klagt immer noch über Ohrgeräusche. 10 von 13 Patienten kreuzten „Rauschen", 3 „Pfeifen oder Brummen" an. 7mal wurde das Geräusch einseitig, 6mal auf beiden Ohren lokalisiert angegeben.

Libido und Potenz
8 Patienten – 6 männlich, 2 weiblich – bemerkten eine Verringerung des sexuellen Verlangens.

10 der Befragten – 9 Männer, 1 Frau – gaben Potenzminderung und Erlebnisverlust an. Trotz der relativen „Unschärfe" der angebotenen Antwortauswahl könnte das Zahlenverhältnis von 9 Männern zu 1 Frau einen interessanten Aspekt offenlegen:

Bei der für Männer üblichen Koitalposition wird das Kopfhaltesystem im Nakken erheblich belastet. So dürfte mehr oder weniger für alle gelten, was einer im Klartext handschriftlich formulierte: „Nur unter Schmerzen auszuführen!"

Wirksamkeit der Therapie
Beschwerdefrei wurden unter Analgetika und/oder den im Fragebogen S.3 oben (s. S. 107) genannten weiteren therapeutischen Maßnahmen 9 Patienten, wovon 4 lediglich „Besserung" bzw. „Linderung" notierten. Dies äußerten ebenfalls 4 von 25 Patienten, die die Frage nach „Beschwerdefreiheit" negativ beantworteten. 4 Patienten machten keine Angabe.

Also: 5 Patienten wurden unter Therapie beschwerdefrei,
      8 Patienten wurden gelindert oder gebessert,
aber 21 Patienten wurden nicht beschwerdefrei, das sind etwa 60 % derjenigen, die diese Frage beantworteten!

Zufriedenheit mit der ärztlichen Behandlung insgesamt
17 Patienten antworteten mit „ja", 1 Patient mit „+ / –", 16 Patienten mit „nein", 4 Patienten machten keine Angabe.

Gründe für die Unzufriedenheit (Originalzitate)
Aussagen zur Frage: „Weshalb waren Sie mit der Behandlung nicht zufrieden?"
Nr. 18: „Weil nach mehr als 3 Jahren noch immer keine Besserung eingetreten ist."
Nr. 27: „Weil nichts richtig geholfen hat, an mir herumprobiert wurde, ich mit Medikamenten vollgepumpt wurde und sogar als Simulant hingestellt wurde."
Nr. 28: „Viele Ärzte, verschiedene Meinungen."
Nr. 30: „Die Beschwerden dauerten zu lange an und sind bis zum heutigen Tag noch teils anhaltend."
Nr. 35: „Weil Tabletten und Spritzen nur kurze Zeit wirkten."
Nr. 41: „Nur Kurzzeiterfolg."
Nr. 42: „Weil keine dauernde Besserung eintrat und eintritt."
Nr. 50: „Früher halfen sie (i. e. Spritzen, Tabletten etc.), später wurden trotz Bemühen der Ärzte geringe Erfolge erzielt."
Nr. 53: „Spritzen, Halsmanschette, Massagen, Gymnastik hatten keinen spürbaren Erfolg."
Nr. 57: „Keine Besserung."
Nr. 60: „Mit nassem Gipskorsett nach Hause entlassen, nach Strecken öfter bewußtlos."
Nr. 63: „Unterschiedliche Behandlungen, Ansichten und mangelnde Objektivierung der Beschwerden. Therapieerfolg sehr unterschiedlich. Ich fand schließlich selber heraus, was am besten half."
Nr. 65: „Trotz Operation nicht schmerzfrei (Lendenwirbel)."
Nr. 66: „Ich wurde zu früh wieder zur Arbeit geschickt."
Nr. 71: „Bewegungseinschränkung und Schmerzen unverändert."
Nr. 74: „Es trat keine Besserung ein. Im Gegenteil, es wurde immer schlimmer."
Nr. 79: „Es bestand nie Schmerzfreiheit."
Nr. 81: „Man hat mich behandelt wie einen Simulanten trotz Blutergüssen am rechten Bein, Brust- und Rippenprellungen. Den Kopf konnte ich fast 3 Monate nicht aufrecht halten. Keine Halskrawatte, erst beim 2.-9. Mal" (Fahrlehrerin, 1. Auffahrunfall 1960, nachfolgend 8 weitere).
Nr. 84: „Ich verspüre keine Besserung."
Nr. 97: „Wirkung war immer nur von kurzer Dauer."
Nr. 100: „Zuerst wurde von meinem Hausarzt ‚Salbenanwendung' probiert. Erst Wochen danach, nachdem keine Besserung eintrat, wurde ich zu einem Röntgenarzt überwiesen."

Situation am Arbeitsplatz (Fragebogen S. 3 unten, s. S. 107)
Unter den Patienten waren 8 Hausfrauen und 30 Berufstätige; davon sind 2 mittlerweile Rentner (beide jedoch noch freiberuflich eingeschränkt weiter tätig), 3mal wurde die Berufsbezeichnung nicht angegeben. Von den 28 Berufstätigen sind
11 nicht mehr wie früher in den Arbeitsprozeß eingegliedert,
17 arbeiten wie vor dem Unfall,
13 sind vollschichtig beschäftigt,
 4 nur noch teilschichtig,
 8 Patienten mußten den Arbeitsplatz wechseln,
 7 wurden arbeitslos (Umschulung: keiner).

Ohne Beeinträchtigung und mit vollem Einsatz arbeiten zu können, gab nur ein einziger an! Die übrigen 27 verneinten dieses. 18 Patienten – das ist die Hälfte! – gaben an, seit dem Unfall hätte sich ihre finanzielle Situation verschlechtert.

Von 19 befragten Frauen antworteten 17, nicht alle anfallenden Hausarbeiten allein verrichten zu können und weiterhin auf fremde Hilfe angewiesen zu sein.

7.6 Psychovegetative, psychosoziale und affektive Befunde

Ein Teil der Fragen zum seelischen Befinden wurde einem Leitfaden zur Erkennung depressiver Störungen für die Hand des Allgemeinarztes entnommen (Pöldinger 1978). (Abb. 31)

Auf die Fragen: „Fühlen Sie sich am Morgen oder Abend besser?" und „Haben Sie diesbezügliche Änderungen an sich bemerkt?" gaben 5 Patienten keine Antwort.

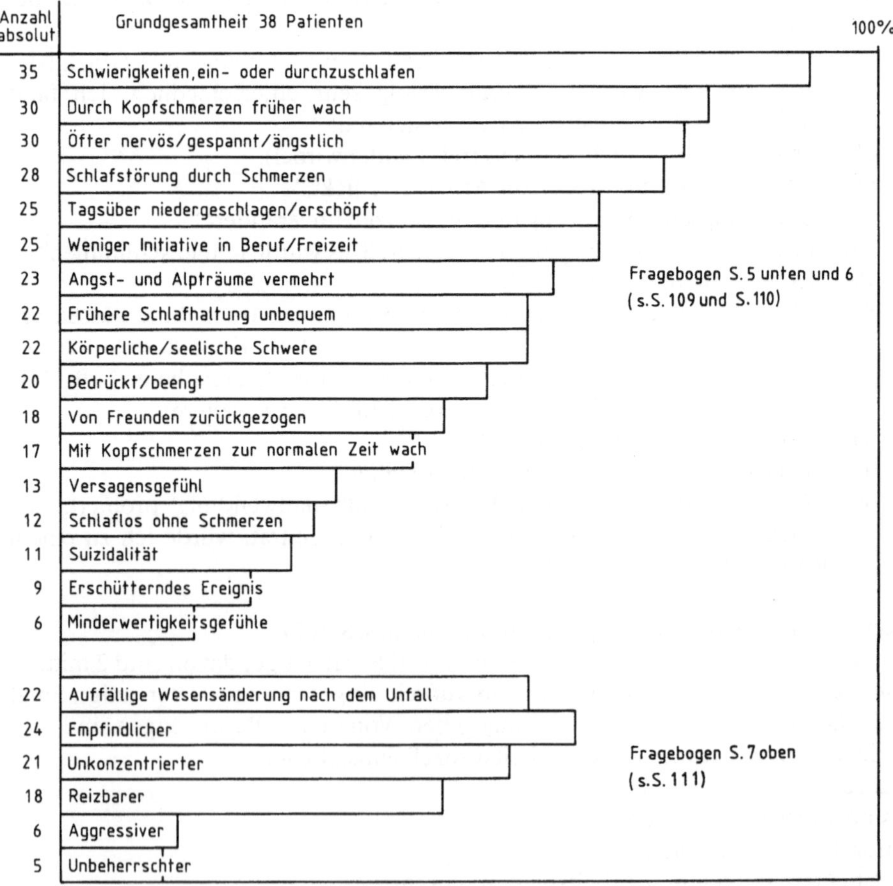

Abb. 31. Psychovegetative, psychosoziale und affektive Befunde

10 Patienten bemerkten eine Veränderung: 9 fühlten sich abends, 1 morgens besser.

Keine Veränderung registrierten 23 Patienten. 10 von ihnen fühlten sich abends, 3 morgens besser.

Die Frage nach
- früherem manisch-depressivem Erleben wurde 1mal,
- ähnlichen Beschwerden bei Familienangehörigen 1mal,
- Vorkommen von Suizid oder Depression bei Blutsverwandten 2mal
positiv beantwortet.

Das bessere Befinden am Abend, das 19 Patienten schilderten, ist am ehesten durch das gehäufte morgendliche Auftreten von Kopfschmerzen (s. Abschn. „Tagesrhythmik", S. 81) erklärbar. Somatische Faktoren finden sich auch in den Fragen nach der Schlafhaltung und der Schlafstörung durch Schmerzen.

Eine nähere Analyse der geänderten Schlafhaltung (Fragebogen S. 6, s. S. 110) zeigt:
4 frühere Bauchschläfer schlafen jetzt auf der Seite,
4 frühere Bauchschläfer schlafen jetzt auf dem Rücken,
1 früherer Seitschläfer schläft jetzt auf dem Rücken.

Dieser Tatbestand, daß 8 Patienten die frühere Bauchlage nicht mehr tolerieren, in der die HWS gedreht und belastet wird, deutet an, daß die Patienten versuchen, die Schmerzen durch Lageänderung zu vermeiden.

Die Tatsache, daß außer dem Unfall weitere seelische erschütternde Ereignisse auftraten, darf nicht ohne weiteres als Erhöhung der Empfindlichkeit verstanden werden: Z. B. gibt eine Patientin an, in den entsprechenden Zeitraum sei ihre Scheidung gefallen, welche aber nicht belastend, sondern im Gegenteil befreiend und erleichternd auf sie gewirkt habe.

7.7 Fragen zu Vorerkrankungen (Fragebogen S. 7 Mitte, s. S. 111)

Es sollten Hinweise auf arteriosklerotische Gefäßprozesse durch Angaben über Bluthochdruck, Herzkrankheiten, Diabetes und Rauchen gewonnen werden. Regelmäßiger Alkoholkonsum kann auf eine Suchthaltung hindeuten und evtl. hier mit einem Analgetikaabusus verbunden sein. Frühere Neigung zu Kinetosen läßt eine individuelle Neigung zu leichterer Irritation des Gleichgewichtssystems vermuten. Auch kann eine „Migräne" schon früher bestanden haben: dies war 3mal – bei Nr. 18, 75 und 84 – bei weiblichen Patienten – der Fall. Nr. 84 gab das Auftreten von Migräne bei Blutsverwandten an. In 3 Fällen wurde regelmäßiger Alkoholkonsum bejaht – alle nahmen noch Schmerzmittel ein: 2mal „selten", 1mal ohne Angabe. 4 Patientinnen gaben an, früher anfällig für Reise- bzw. Seekrankheiten gewesen zu sein.

„Herzkrankheit" wurde 2mal angekreuzt, „Zuckerkrankheit" in keinem Fall, „Gallenkrankheit" 4mal.

8 Frauen und 5 Männer waren Raucher.

Hohen Blutdruck und schwankenden Blutdruck gaben je 2 der Befragten an, über zu niedrigen Blutdruck klagten 7.

Dieser Teil des Fragebogens ist möglicherweise „unterbeantwortet" geblieben –

kurz vor Schluß auf der letzten Seite gelegen, mit Fragen zu Alkohol und Rauchen eher negativ besetzt und zur Flüchtigkeit und Beschönigung verführend. Wenn man trotz dieser Bedenken die Angaben als richtig unterstellt, dann macht die befragte Population – was Vorerkrankungen betrifft – keinen sonderlich „kranken" Eindruck.

7.8 Fragen zur Begutachtung und Entschädigung/Rentenverfahren

Jeder 5. Patient hatte am Morgen der gutachterlichen Untersuchung Schmerzmittel eingenommen: 8mal wurde die Frage mit „ja", 26mal mit „nein" und 4mal mit „?" beantwortet.

Patient Nr. 13: 10 Trpf. Novalgin;
Patient Nr. 50:   1 Tbl. Norgesic;
Patient Nr. 57:   1 Tbl. Novalgin;
Patient Nr. 59:   1 Tbl. Dolviran;
Patient Nr. 60:   1 Schmerzzäpfchen;
Patient Nr. 64:   2 Drg. Optalidon + 5 mg Valium;
Patient Nr. 79:   2 Tbl. Eu-med + 1 Tbl. Demetrin + 1 Tbl. Ergo-Lonarid;
Patient Nr. 81:   2 Tbl. Gelonida.

Das Verfahren war bei 20 Patienten bei der Befragung bereits abgeschlossen, bei 16 noch nicht entschieden, bei 2 Patienten waren die Verhältnisse unklar.

Die Meinungen, ob das *Ergebnis der Begutachtung* den Sachverhalt richtig wiedergebe, verteilten sich folgendermaßen (Tabelle 4).

Daß mehr als die Hälfte – nämlich 22 von 36 Patienten – das ärztliche Begutachtungsergebnis „nicht richtig" nennen, kann nicht mit allgemeinen Bemerkungen bagatellisiert werden.

Es fragt sich, wo der Grund für die auffällige Diskrepanz liegt: eine Diskrepanz, die sich schon bei der Frage nach der Zufriedenheit mit der Behandlung ergeben hat.

Wird hier evtl. deutlich, daß die derzeitigen, der Schleuderverletzung zugrunde gelegten theoretischen Konzepte nicht die ganze klinisch-pathogenetische Realität abdecken?

Sollten deswegen die diagnostischen und therapeutischen Verfahren nicht ausreichen, so daß auch die Begutachtung zwangsweise häufig insuffizient bleiben muß?

Tabelle 4. Einschätzung der Richtigkeit der Begutachtung

	„ja"	„zum Teil"	„nein"	Gesamt
Verfahren abgeschlossen	6	1	13	20
Verfahren noch offen	2	5	9	16

Persönliche Äußerungen der Patienten

Daß sich hier der Kreis um das schon in der Einleitung umrissene subjektiv-objektive Dilemma schließt, belegen die nachstehenden Originalantworten der Patienten auf die abschließende Frage, warum sie sich unverstanden oder nicht richtig begutachtet fühlen:

Nr. 13: „Ein Teil der Gutachten enthält Ergebnisse, deren Untersuchung nicht durchgeführt wurde. Ferner wurden die Angaben über meine Schmerzen als Lüge bezeichnet."

Nr. 14: Originalzitat eines Gutachters: „Wenn die Verletzte angibt, ständig unter heftigen Schmerzen am Kopf, Kehlkopf oder Rücken zu leiden, dann ist dies mit dem Unfall längst nicht mehr zu erklären, wohl aber mit einer Überbewertung der tatsächlich zustandegekommenen Unfallschäden."

Nr. 17: „Habe immer noch sehr viele Schmerzen."

Nr. 22: „Zum einen dauerte die Untersuchung keine 2 min. Zum anderen bin ich der Auffassung, daß Folgebeschwerden nicht auf eine Vorschädigung (Verschleiß) zurückgeführt werden können, wenn vorher noch nie Beschwerden vorhanden waren, also ein Dauerschaden mit dieser Begründung verneint wird."

Nr. 26: „Alle Gutachten sind meines Erachtens falsch! Es wurde teilweise angezweifelt, daß überhaupt Schmerzen vorhanden sind. Meines Erachtens zuviel Oberflächlichkeit!"

Nr. 27: „Weil mich die begutachtenden Ärzte erst zu lange Zeit nach dem Unfall begutachteten und die zuerst behandelnden keine Gutachter waren."

Nr. 28: „Der Arzt hat mir selbst gesagt: ‚Schleudertrauma darf nach der Statistik nur 2 Jahre dauern.' Jetzt nach 3 Jahren keine wesentliche Veränderung, daher noch offener Prozeß."

Nr. 35: „Weil mir keiner helfen konnte!"

Nr. 41: „Ersatzansprüche wurden abgelehnt, da Allgemeinzustand der Wirbelsäule bereits vor dem Unfall nicht gut war. *Wesentliche* Verschlechterung ist eingetreten!"

Nr. 43: „Ich leide immer noch an den Schmerzen, die durch den Unfall verursacht worden sind. Dieses wirkt sich teilweise auf mein ganzes *Ich* aus."

Nr. 53: „Gutachter behauptete, die Schmerzen seien eingebildet."

Nr. 57: „Ich habe das Gefühl, es wird mir nicht geglaubt, daß ich unter Dauerschmerz leide. Laut Ärzte – es wird mit der Zeit besser. Bereits etliche Gutachten weichen weit voneinander ab."

Nr. 59: „Ich kann meinen Beruf nur unter ständigen Schmerzen ausüben. Da ich aber nicht arbeitslos werden will, mache ich so weiter."

Nr. 62: „Aufgrund früherer Röntgenaufnahmen von 1967 oder 1968 keine Anerkennung als Unfallfolge."

Nr. 63: „Es wurde ein Teil des Dauerschadens als ‚anlagebedingt' angesehen, obwohl keine erkennbaren Schäden röntgenologisch vorlagen. Die Beschwerden sind auch lästiger und lebenseinschränkender, als man das glaubt."

Nr. 64: „Untersuchung wie 1933."

Nr. 66: „Die Gutachten wurden im Sinne der Berufsgenossenschaft erstellt."

Nr. 69: „Nachprüfung des Gutachtens beantragt, da Störungen verschlimmert. Noch nicht entschieden."

Nr. 71: „Ich stand unter Schock und habe deshalb nicht gleich den Arzt aufgesucht, obwohl mich die Polizei bis vors Krankenhaus gefahren hat. Später wurde kein Unfallfolgeschaden anerkannt."

Nr. 74: „Nicht alle Gutachten entsprechen den Tatsachen. Die Begründung würde ich gerne in einem persönlichen Gespräch vorbringen."

Nr. 81: „Ich muß fast ständig unter Medikamenten stehen, damit die Schmerzen halbwegs auszuhalten sind. Und dabei soll man dann arbeiten. Aber etwas zahlen, nein, da war doch schon ein oder mehrere Vorschäden!! So wird man halt Stück für Stück zum Krüppel gefahren, und letzten Endes will keiner etwas bezahlen, auch nicht die Berufsgenossenschaft (lt. Aussage von meinem Arzt, da die Sache nicht abzugrenzen sei. Arm ab, oder Bein ab, da wäre schon was zu holen)."

Nr. 86: „Weil ich mich als Simulant hingestellt zu werden fühle."

Nr. 97: „In dem 1. Gutachten heißt es, daß man 3 Jahre warten muß, um feststellen zu können, ob ein Dauerschaden entstanden ist. Nach der 2. Untersuchung nach 3 Jahren heißt es dann, daß die derzeitigen Schmerzen nicht mehr auf den Unfall zurückzuführen seien, sondern durch degenerative Veränderungen hervorgerufen werden. Die Versicherung hat darauf meine Ansprüche abgelehnt. Von meiner Warte aus gesehen ist dies eine Unverschämtheit."

Nr. 98: „Schmerzen links nicht gebessert. Hörverlust vorhanden links. Oft starke Bewegungseinschränkung. Kann Hausarbeit nicht ganz verrichten."

Nr. 100: „Man hat meine Beschwerden, die ich erst *nach* diesem (von mir nicht verschuldeten) Unfall hatte, nicht als Folge des Unfalls akzeptiert, sondern als ‚altersbedingte‘ Erscheinung bezeichnet."

7.9 Ergebnisse der Fragebogenuntersuchung

38 Patienten aus einer Gesamtgruppe von 85 Verunglückten beantworteten den Fragebogen (s. Anhang). Das von ihnen geschilderte Beschwerdemuster enthält die auf den S. 80 und 84 beschriebenen somatischen und psychischen Merkmale.

Klinische Symptome

Die Patienten sind gezeichnet durch ihre Kopf-Nacken-Schmerzen [„die Faust im Nacken" laut Delank (1972)] und schmerzreaktive psychische Beeinträchtigungen. Nach einer mittleren Nachbefragedauer von rund 5,5 Jahren gaben 35 von 38 Patienten an, noch heute unter rezidivierenden Kopfschmerzen zu leiden. Symptomatisch war die Schmerzprovokation bei körperlicher Anstrengung und das Überwiegen von Kopfschmerzen nach dem Erwachen im Bett und frühmorgens. Schlafstörung und früheres Erwachen durch Kopf-Nacken-Schmerzen klagten 28 Patienten, 22 Patienten empfinden ihre frühere Schlafstellung heute als unbequem, 8 Patienten können nicht mehr wie früher auf dem Bauch schlafen, 10 Patienten sind durch die Schmerzen in ihrer Vita sexualis beeinträchtigt. 26 Patienten nehmen noch immer Schmerzmittel ein, davon 12 noch täglich. Die zervikalen Schwindelsensationen treten in ihrer Häufigkeit eher in den Hintergrund: Bei 7 Befragten (18%) muß man Drehschwindelattacken annehmen. Dennoch wurden in der Frühphase Schwindelgefühle im Sinne einer Unsicherheit häufig genannt.

Psychische Symptome

Kennzeichnend sind Schlafstörung, Nervosität, Erschöpfungsgefühle und Antriebsverminderung. 30% der Patienten geben Suizidgedanken an. 60% registrierten selbst oder durch ihre Umgebung eine auffällige Wesensänderung, die als erhöhte Empfindlichkeit, Unkonzentriertheit und vermehrte Reizbarkeit beschrieben werden kann.

8 Nachuntersuchung und Manualbefunde

Von den 38 Fragebogenpatienten waren 35 grundsätzlich mit einer Nachuntersuchung einverstanden. Da in einigen Fällen eine mehrstündige Anreise nötig gewesen wäre und darüber hinaus keinerlei finanzielle Vergütung gewährt werden konnte, wurden nur 18 Patienten zum Jahresende 1981/1982 bzw. im Juli 1982 nachuntersucht, die im wesentlichen aus dem Einzugsbereich Saarland stammten.

Die Unfälle lagen im Mittel 5 Jahre und 1 Monat zurück, das Durchschnittsalter beim Unfall betrugt 47,6 Jahre.

Die von mir an der HWS, Armen, Schultern und Thorax nach der Technik des *Ärzteseminars Hamm für manuelle Medizin* erhobenen Untersuchungsbefunde wurden bei den meisten Patienten von Herrn Dr. Wolff auf ihre Richtigkeit überprüft.

Außerdem ließ ich die Patienten den Fragebogen des *Freiburger Persönlichkeitsinventars* (FPI) ausfüllen.

Tabelle 5 gibt die pathologischen Befunde wieder (s. S.92 f.). Es sind aufgelistet:
Nummer und *Geschlecht;*
Alter beim Unfall und *Monat/Jahr des Unfalls;*
Zeitabstand (in Monaten) bis zur Nachuntersuchung;
Kopfschmerzlokalisation: bds typische zervikale Kopfschmerzen, *re./li.* typische zervikale Kopfschmerzen einseitig (*re.* rechts, *li.* links). *okz* nur okzipitale Kopfschmerzen, *KS* diffus im ganzen Kopf;
Freiburger Persönlichkeitsinventar *(FPI)*, s. S.94;
Tastbefunde der Muskelansätze und Gelenkkapsel;
Druckschmerzhaftigkeit des Atlasquerfortsatzes *(Druckschm. Querf. C1)* und *Jointplay-Verlust O/C1;*
Levatortendinose *(Levator)* und Druckschmerz von Akromiogelenk *(AC-Gelenk)* und *Sternoklavikulargelenk;*
Druckschmerz der thorakalen Dornfortsätze (D) und der *Kostotransversalgelenke (R* Rippenwirbelgelenk) (bzw. Extensionshemmung);
hyperästhetische Zonen;
hyperalgetische Zonen (Kibler-Falte);
Besonderes.

8.1 Diskussion der klinischen Befunde

Bei Nr.63 und 90, die beschwerdefrei waren, ließ sich kein pathologischer Befund tasten.

Nur noch selten – etwa 1mal pro Monat – litten Nr.22, 59, 66, 74, 91 und 97 unter okzipitalen Kopfschmerzen, bei den übrigen traten häufiger Kopfschmerzattacken auf.

Diskrete Befunde fanden sich bei Nr. 74, bei dem im Januar 1975 ein positiver Zervikalnystagmus bestanden hatte. Bei allen Patienten wurde ein Kopfhängetest nach De Kleyn (s. bei Wolff 1982) ausgeführt, um Aufschluß über eine mögliche Drosselung einer A. vertebralis zu erhalten. Nr. 98 klagte nach wenigen Sekunden über Schwindel (kein Nystagmus beobachtbar), bei Nr. 65 und 91 kam es nach dem Aufrichten zu hypotonen Reaktionen, die übrigen Tests fielen normal aus.

Die häufigsten Befunde (16 Patienten ohne Nr. 63 und 90, in Klammern Zahl der Patienten):
- Druckdolenz der Muskelansätze der Etage Okziput-Atlas (16),
- Levatortendinose am Skapulaansatz (12),
- druckempfindliche Atlasquerfortsätze im Seitenvergleich (11),
- druckempfindliche Dornfortsätze der oberen BWS (D 2, 3, 4) (11),
- Joint-play-Verlust im Gelenk O/C 1 (federempfindlich) (8),
- Federungsempfindlichkeit des Akromioklavikulargelenks (8),
- Druckempfindlichkeit von Rippenwirbelgelenken (3. Rippe) (7),
- Druckempfindlichkeit von Sternoklavikulargelenken (6).

Diese Störungen ließen sich häufig durch die nozizeptive Reaktion der zugehörigen Dermatome zusätzlich bestätigen. (Beachte: Für C 1 existiert kein Dermatom.)

Besonderheiten

In 3 Fällen mußte der Verdacht auf ein Karpaltunnelsyndrom geäußert werden – Nr. 59, 75 und 97. Schon früher litt Patientin Nr. 75 unter Migräne.

8.2 Röntgenauswertung nach Arlen

Aus Strahlenschutzgründen schied die Möglichkeit von eigenen röntgenologischen Kontrollaufnahmen in der von Arlen (1979) angegebenen Technik aus. Deshalb versuchte ich, aus den bereits vorhandenen Funktionsaufnahmen der HWS Bewegungsdiagramme nach Arlen zu erstellen. Zur Illustration dient Fall Nr. 90 (Abb. 32, s. S. 94).

Begutachtung am 07. 03. 1979, der Unfall liegt 2 Jahre zurück (25. 02. 77).

Klagen: „Kopf- und Nackenschmerzen."

Röntgenbefund laut Gutachten: Mäßige Arthrose C 3–C 6. Kopfgelenke ohne Befund. HWS-Funktionsaufnahme ohne Befund.

Interpretation:

Das Arlen-Diagramm zeigt eine Bewegungsblockierung O/C 1 und eine starke Einschränkung der Beweglichkeit von C 1/C 2. Die Beweglichkeit von C 2/C 3 ist auf 7° vermindert und in Flexion blockiert. Die übrige HWS zeigt ein altersgemäßes, harmonisches Bild: normale Lordose, ventraler Öffnungswinkel von 17°. Es paßt in das Gesamtbild, daß nie brachiale Beschwerden angegeben wurden.

Nachuntersuchung im Februar 1982

„Ich habe seit einem Jahr keine Schmerzen mehr." Manualtastbefund: normal.

Tabelle 5. Nachuntersuchung und Manualbefunde

Nummer	Geschlecht	Alter beim Unfall	Monat/Jahr des Unfalls	Zeitabstand	Kopfschmerz	Lokalisation	Nervosität	Depressivität	Offenheit	Tastbefunde der Muskelansätze und Gelenkkapsel	Druckschm. Querf. C1	Joint-play-Verlust O/C1
									F P I			
13	w.	29	4/77	64	+	bds	5	1	2	Rectus med. re, Rotator atlantis li. Rectus lat. li	li.	
22	m.	34	5/78	43	+	okz	6	4	5	C 2/C 3 li., Rectus lat. re.		
27	w	35	2/76	70	+	re.	9	6	7	Rectus med. und lat. re., C 2/C 3 re.		re.
43	w.	39	11/75	73	+	KS	6	6	3	Rectus med. u. lat. li. C 2/C 3 li. Proc. Spin. C 6	li.	
57	m.	44	7/76	73	+	re.	–	–	–	Rectus med. u. lat. re., C 2/C 3 re., Rotatoren re.	re.	
59	m.	44	5/79	38	+	bds	7	6	3	Rectus med. + lat. li. C 2/C 3 li.	li.	
63	w.	45	5/76	67	–		5	4	4			
65	m.	46	9/78	39	+	li.	7	1	2	R. med. li. + re.		re. li.
66	m.	47	6/78	49	+	okz	8	8	8	Rectus med. + C 2/C 3 li.	li.	
71	m.	48	3/73	102	+	li.	9	8	4	Rectus med. li., Proc. Spin. C 2 C 2/C 3 li. + re.		li.?
74	m.	49	4/73	101	+	li.	9	7	5	alle Recti mäßig, alle Rotatoren gering	re.	
75	w.	49	4/78	44	+	okz	9	8	3	Rectus med. + lat. re.		re.
81	w.	53	4/77	52	+	bds	7	2	4	Rectus med. re. + li.	re. li.	
86	m.	55	10/75	74	+	li.	–	–	–	Rectus med. + lat. re. + li.	li.	li.
90	m.	57	2/77	58	–		5	4	4			
91	w.	57	9/79	27	+	okz	3	3	1	Rectus med. li., C 2/C 3 re.	li.	li.
97	m.	63	1/76	71	+	okz	9	8	6	Rectus med. + lat. re.	re.	re.
98	w.	63	7/77	53	+	li.	6	4	5	Alle Recti re. + li. C 2/C 3 + C 3/C 4 li.	li.	re.

Levator	AC-Gelenk	Sternoklavikulargelenk	Druckschmerz der thorakalen Dornfortsätze und der Kostotransversalgelenke	Hyperästhetische Zonen	Hyperalgetische Zonen (Kibler-Falte)	Besonderes
re. li.	re.	re.	R 3 re., li.	$C_{2,3}$ li., $_3$ re. $D_{1,2,8,9}$	$C_{4,5}$ D_{2-10}	Hypermobil Hypästhesie re. Hand
re. li.	re. li.		D 4 R 4, re., li.	C_3	$D_3 + D_4$	
	re.		D 3, 4, 5 R 4, 5 re.	$C_{3,4}$ re. $D_{3,4}$ re.	$C_3 + C_4$	Schwindel bei rascher Blickänderung
li.	re. li.	re. li.	D 3–6 R 1 re.		$C_3 + C_4$	Hypästhesie C_7 li. palmar
re.	re.	re.	D 2, 4–6, 9 R 2, 3 re., 3 li.	$D_2 + D_3$		Hypästhesie C_8 re.
li.	li.	re. li	R 3 li., 5 li.	$C_{2,3}$ li., $_4$ re. D_3 li., $_5$ re.	$D_{4,5}$ re.	V. a. Karpaltunnel li.
						Ganz selten KS
			D 3–5 R 3 re., li.			O/C 1 endständig federungsempfindlich
li.	li.	re.	R 5 re., li.	C_3 $D_3 + D_6$		
li.			D 3, R 3 re., li.	$D_{3,4}$ li.		O/C 1 li. durch Schmerz nicht prüfbar
						M. trapezius re. verspannt
re. li.				C_4 re.	C_4 re.	Adipositas, Migräne Karpaltunnel re.
re. li.	re. li.	re.	D 3, 4 R 7 re., li.	C_3 re. D_6 li.	C_4 D_{2-12}	Mehrfach Auffahrunfälle seit 1960
li.			D 2–4, R 3		$D_{3,4}$	Nachts Halskrause
						Seit 1 Jahr ohne KS
li.			D 2–4		$C_{3,4}$	Hypermobil
re.			D 2, R 3 re.			V. a. Karpaltunnelsyndrom re.
			D 3, 4	$D_{4,5}$ li.		Hypästhesie C_4 li.

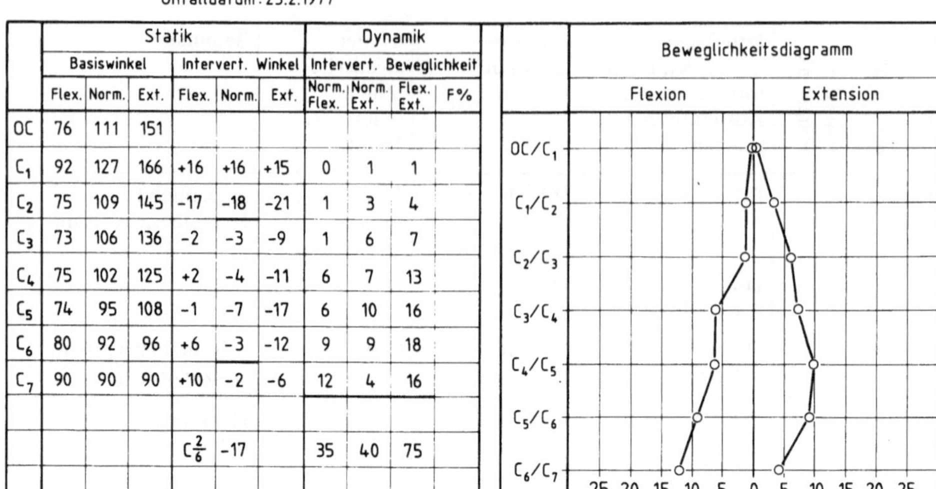

Name G.   Vorname H.   geb. 30.6.20   Datum 7.3.1979   Nr. 90
Unfalldatum: 25.2.1977

| | Statik | | | | | | Dynamik | | | | Beweglichkeitsdiagramm | |
| | Basiswinkel | | | Intervert. Winkel | | | Intervert. Beweglichkeit | | | | Flexion | Extension |
	Flex.	Norm.	Ext.	Flex.	Norm.	Ext.	Norm. Flex.	Norm. Ext.	Flex. Ext.	F%		
OC	76	111	151									
C_1	92	127	166	+16	+16	+15	0	1	1			
C_2	75	109	145	-17	-18	-21	1	3	4			
C_3	73	106	136	-2	-3	-9	1	6	7			
C_4	75	102	125	+2	-4	-11	6	7	13			
C_5	74	95	108	-1	-7	-17	6	10	16			
C_6	80	92	96	+6	-3	-12	9	9	18			
C_7	90	90	90	+10	-2	-6	12	4	16			
				$C\frac{2}{6}$	-17		35	40	75			

Abb. 32. Biometrische Röntgenfunktionsdiagnostik der HWS nach Arlen

8.3 Freiburger Persönlichkeitsinventar (FPI)

Von 2 Patienten – Nr. 57 und 86 – wurde der Fragebogen des FPI abgelehnt, so daß 16 Testbögen in die Auswertung kamen. Obwohl das bereits diskutierte methodische Problem existiert, daß nach dem Unfall die Primärpersönlichkeit und reaktives Geschehen sich überlagern, wurde das Freiburger Persönlichkeitsinventar eingesetzt, um „Nervosität" und „Depressivität" der Probanden einzuschätzen.

„Nervosität" umfaßt etwa folgende Attribute: „kränkelnd", „unausgeglichen", „nervös", „gefühlsbetont", und repräsentiert ein Maß für psychosomatische Störung (FPI-Skala 1). „Depressivität" bedeutet: „mißgestimmt", „selbstunsicher" (FPI-Skala 3). Die Skala 9 „Offenheit" ist keine Persönlichkeitseigenschaft, sondern ein Anhalt für die Ehrlichkeit des Probanden.

Die Einordnung erfolgte durch Staninewerte im Neunerfeld:

%	4	7	12	17	20	17	12	7	4	(Normalverteilung)
Standardwert	9	8	7	6	5	4	3	2	1	Stanine
	maximal			normal			minimal			

(Die einzelnen Werte sind in der Auflistung S. 92 f. angegeben. Staninewerte ≥ 4 in „Offenheit" lassen ehrliche Angaben erkennen, für 3 sind keine sicheren Auskünfte mehr anzunehmen.)

Ergebnisse

Offenheit ≤ 2: Patient Nr. 13, 65, 91. Keine Aussage möglich.
Offenheit = 5: Patient Nr. 63 und 90. Normale Profile.
              Ohne Beschwerden.

Die übrigen Patienten klagten über Beschwerden:

Pathologische Profile: Offenheit ≥ 4 – Nr. 27, 66, 71, 74, 97,
Gesamtzahl: 6   Offenheit = 3 – Nr. 75,
Normale Profile: Offenheit ≥ 4 – Nr. 22, 81, 98,
Gesamtzahl: 5   Offenheit = 3 – Nr. 43, 59.

6 pathologischen Profilen stehen 5 normale Profile gegenüber.

8.4 Kommentar zur Nachuntersuchung

Die immer wieder vorgebrachte Behauptung – ganz akzentuiert etwa in *The Whip-lash Neurosis* von Hodge (1971) formuliert, das Schleudertrauma hätte „reaktions-bereite" pathologische Persönlichkeiten in einer Belastungssituation getroffen und könne so nur mittelbar als auslösender Anlaß, nicht aber als Ursache für das nach-folgende pseudoneurasthenische Bild und dessen Persistieren aufgefaßt werden, kann aufgrund meiner Untersuchung nur in seltenen Einzelfällen gültig sein:

5 Patienten zeigen trotz Beschwerden ein normales Persönlichkeitsprofil: das pa-thologische Profil der übrigen 6 Probanden kann ebensogut reaktiven Vorgängen wie der „Vorpersönlichkeit" angelastet werden.

Es liegen bis heute keine validen psychometrischen Untersuchungen vor, die die These der neurotischen „Vorpersönlichkeit" beweisen. Hinzugefügt sei, daß bei der Mehrzahl der Patienten meiner vorausgegangenen allgemeinen Befragung keinerlei Hinweise auf seelisch belastende Umstände vorhanden waren. Darüber hinaus ist die bloße Existenz von derartigen Faktoren – dies war bei 9 von 38 Patienten der Fall – ohne Beachtung des Kontextes trügerisch (s. S. 85).

Daß für die Mehrzahl der Patienten schmerzreaktive Prozesse eine naheliegende und wahrscheinlichere Erklärung bieten, deutete sich schon bei den somatischen Beschwerden (s. S. 78) an:

28 Patienten klagten über Schlafstörung und früheres Erwachen durch Kopf-Nacken-Schmerzen, 22 empfinden ihre frühere Schlafstellung heute als unbequem.

Daß sich diese Klagen durchaus objektivieren lassen, wenn die verfeinerten Techniken der manuellen Medizin eingesetzt werden, belegen die auf S. 92f. ge-nannten pathologischen Befunde der manuellen Nachuntersuchung.

8.5 Ausblick auf weiterführende Untersuchungen

Empfehlungen für prospektive Untersuchungen, welche die vorgetragenen Thesen weiter absichern könnten, wären folgende:

1) Die nach Unfällen vorgenommenen Funktionsaufnahmen der HWS sollten in der von Arlen (1979) beschriebenen Technik vorgenommen und ausgemessen werden. So sind Abklingen der Bewegungsbehinderung bzw. Persistieren lokaler Störungen objektivierbar, ohne daß spezielle Kenntnisse der manuellen Diagnostik bei den behandelnden Ärzten vorhanden sein müssen.

2) Klagt ein Unfallpatient über Schwindelbeschwerden, so sollte mittels ENG nach einem zervikalen Nystagmus gesucht werden.

3) Routinemäßiges Erheben von Persönlichkeitsmerkmalen, z. B. mit dem FPI, direkt nach dem Unfall. Die dann evtl. gefundenen hohen Werte für psychosomatische und depressive Merkmale sollten mit der Besserung der Beschwerden wieder in Normalbereiche zurückgehen.

Außerdem bleiben folgende Fragen noch offen:

Existiert das bland-mürrisch-depressive Bild („subdepressive Verstimmung mit Antriebsminderung und Resignationsneigung" laut Kayser-Gatchalian et al. 1976) bei vertebrobasilärer Insuffizienz *ohne* gleichzeitige Schmerzsymptomatik?

Wenn ja, wie ließe es sich durch psychometrische Verfahren (z. B. Hirnleistungstests) vom posttraumatischen zervikookzipitalen Syndrom unterscheiden?

Ist trotz nachgewiesener Einengung einer A. vertebralis die geplante operative Freilegung durch Unkoforaminotomie *ohne* vorherige elektronystagmographische oder psychometrische Kontrolle auch weiterhin noch gerechtfertigt?

8.6 Ergebnisse in Kernsätzen

Diese Arbeit hat die bisherige Begutachtung der Schleuderverletzung durch Heckauffahrunfälle aufgearbeitet und kritisch überprüft.

Als Ergebnis lassen sich folgende, von bisherigen Vorstellungen abweichende Tendenzen formulieren:

1) Es scheint ein fruchtbarer Ansatz zu sein, die klassische HWS vom Kopfgelenkbereich zu trennen.

   Für diese These sprechen folgende Fakten:
   - deutliche anatomische und gelenkmechanische Unterschiede,
   - neurophysiologische Sonderstellung.

   Die Kopfgelenke wurden so umgebaut, daß keine Bandscheiben mit tragender Funktion mehr vorhanden sind. Die ganze Tragelast wurde den Gelenken zusätzlich zu ihrer gelenkmechanischen Steuerungsfunktion aufgebürdet. Das Atlantookzipitalgelenk wiederum ist in dieser Hinsicht besonders exponiert, da es exzentrisch belastet ist.

2) Das Rezeptorenfeld im Nacken (Proprio- und Nozizeption) wirkt als zusätzliches „Sinnesorgan". Seine Afferenzströme speisen den Vestibulariskernbereich, wo sie mit den Informationen aus Auge, Innenohr usw. verrechnet werden.

   Wird dieses Afferenzmuster gestört (v. a. halbseitig), so ist eine Störung des Vestibulariskernsystems die Folge, u. a. objektivierbar als Störung der Blickfolgeregelung (Elektronystagmographie).

3) Die Unterscheidung in Kopfgelenke und HWS erfordert es, daß bei der Analyse des Krafteinstroms im Unfallmechanismus jeweils speziell die Krafteinwirkung nicht nur auf die klassische HWS, sondern auch auf den Kopfgelenkbereich berücksichtigt wird. Auch hier wären die verschiedenen Etagen O/C 1 und C 1/C 2 getrennt zu betrachten. Es werden Überlegungen vorgelegt, welche Einwirkungen die Reklinationsphase des Schleudervorgangs auf das Atlantookzipitalgelenk hat.

4) Die Selektion der Fälle wurde strenger gehandhabt als in allen bekannten Voruntersuchungen (MacNab 1964; Farbman 1973; Erdmann 1973; Wiesner u. Mumenthaler 1975). Bei den 38 nachbefragten Fällen war es nur 2mal zu direkten Kontaktverletzungen gekommen: bei den insgesamt 100 nachgeprüften Gutachtenpatienten waren es nur 11 Fälle, wo es z. B. zu einer Beule am Kopf gekommen war.
Dementsprechend gelten meine Aussagen nur für reine Heckauffahrunfälle, bei denen es zu keinerlei anders gearteten pathologisch-anatomischen Veränderungen gekommen ist.

5) Die Aufschlüsselung der Klinik ergibt 2–3 Jahre nach dem Unfall kaum eine Symptomatik, die allein auf die klassische HWS hindeutet. Dagegen werden zum überwiegenden Teil Beschwerden geklagt, die nach heutigem Wissen auf Funktionsstörungen im Kopfgelenkbereich bezogen werden müssen:
- Nackenschmerzen und schmerzhafte Bewegungseinschränkung des Kopfes,
- Kopfschmerzen,
- Schwierigkeiten, ein- oder durchzuschlafen,
- Bewegungseinschränkung der Schulter,
- früheres Erwachen durch Kopfschmerzen,
- Schweregefühl, Bewegungseinschränkung und Taubheit in Händen und Armen,
- „morgens wie zerschlagen",
- Lärmempfindlichkeit und Konzentrationsschwäche,
- „Drehschwindel",
- nächtliche Schmerzen in Händen und Armen.
Diese klinischen Feststellungen können als Bestätigung der pathophysiologischen Überlegungen von der Bedeutung der Kopfgelenke gewertet werden. Zumindest ist keine andere Deutung sichtbar.

6) Die Tatsache, daß gut die Hälfte der Begutachteten sich falsch begutachtet, unzureichend behandelt und z. T. überhaupt nicht verstanden fühlte, kann nicht übersehen werden. Selbstverständlich wird vorausgesetzt, daß ein gewisser Prozentsatz Begutachteter immer unzufrieden sein wird. 50% scheint aber trotzdem das zu erwartende Maß zu übersteigen. Die vorgebrachten Klagen der Patienten sind so einförmig, daß sie ernst genommen werden müssen und daß in ihnen eine Diskrepanz zwischen dem, was ist, und dem, was „sein dürfte", signalisiert wird.

7) Sucht man nach einer Erklärung für diese für beide Teile unbefriedigende Situation, dann findet sich folgendes:
Kaum ein Gutachter unterscheidet zwischen den Funktionseinheiten HWS und Kopfgelenkaggregat. Der Mangel an theoretischer Differenzierung schlägt sich als fehlende diagnostische Differenzierung nieder. Auch die Vergeblichkeit

der therapeutischen Bemühungen resultiert aus diesem unzureichenden theoretischen Ansatz.

8) Die Fälle, die von uns manualmedizinisch überprüft werden konnten, fügten sich bei entsprechend differenzierter Diagnostik in das von uns entworfene Konzept widerspruchslos ein; von den 18 nachuntersuchten Patienten waren 2 beschwerdefrei, 16 litten noch zeitweise unter okzipitalen Kopfschmerzen. Bei diesen waren in wechselnder Kombination und Intensität die Muskelansätze der tiefen segmentalen Muskulatur an Okziput, Atlasquerfortsatz und Axisdorn druckschmerzhaft, ebenso die Gelenkkapseln der Etage C2/C3.

9) Das Denken in „Bandscheibenläsionen" kann verständlicherweise im Kopfgelenkbereich nicht angewendet werden.

Wir gehen von der Arbeitshypothese der manuellen Medizin aus. Diese postuliert die Existenz reversibler, funktioneller Gelenkstörungen mit Verlust des Gelenkspiels (partiell oder ganz) und neurophysiologischer nozizeptiver Begleitreaktionen.

Dieses Modell bewährt sich sowohl diagnostisch als auch therapeutisch und ist in der Lage, die theoretische Lücke zu schließen: wenn nämlich röntgenologische oder grob pathologische anatomische Befunde fehlen, trotzdem aber schmerzhafte Funktionsstörungen nicht nur geklagt werden, sondern auch objektiviert werden können (Arlen 1979).

10) Von den Patienten werden bisweilen Schmerzen in der oberen Extremität angegeben. Es kann vermutet werden, daß es sich dabei in der Mehrzahl der Fälle nicht um radikuläre Schmerzsyndrome handeln dürfte. Folgende Ursachen kommen in Frage:
- funktionelle Störungen der oberen Rippenwirbelgelenke,
- Läsionen der Schultergürtelgelenke,
- Karpaltunnelsyndrome.

9 Zusammenfassung

Die untersuchten 104 Gutachten gaben einen Querschnitt über Inhalt und Problematik der Begutachtung.

Das Leitsymptom „Schwindel" wurde auch dann als „unfallfremd" und Folge degenerativer Veränderungen der HWS eingestuft, wenn solche nicht oder nicht in dem Maße vorhanden waren, wie es diejenigen ätiologischen Mechanismen erfordern, die sich um die A. vertebralis ranken.

Kritische Überlegungen zum Unfallmechanismus zwingen zur logischen Konsequenz, bisherige experimentelle Ergebnisse der Traumatologie zwar als in sich schlüssig, auf reale Auffahrunfälle jedoch als nicht anwendbar zu erkennen, weil einerseits beim Schleudertrauma 1. Grades grob-morphologische Läsionen nicht eintreten und andererseits Schlußfolgerungen aus den Leichenexperimenten an ihre immanenten Prämissen, nämlich ihre Materialvariablen (Alter) und kinetischen Variablen („ideale" Stoßprozesse) gebunden bleiben.

Zitiert wurden psychische und physische Erklärungsmodelle, die bisher die Verknüpfung zwischen subjektiver Beschwerdeschilderung und objektiven Tatsachen versucht haben.

Aus der Anwendung bekannter gelenk- und muskelmechanischer Gegebenheiten unter Berücksichtigung der Kopfschwerpunktlage entstand die Idee eines Extensions-Rotations-Geschehens, bei welchem (im Gegensatz zu den Leichenexperimenten!) die reinen Scherkräfte zweitrangig werden. Folge: funktionelle Störungen der Kopfgelenke. Es wurde ein biokybernetisches Regelungssystem postuliert, dessen Teile Mechanik, Energie und Information durch die HWS- und Kopfgelenke, die Kopfhaltemuskulatur und das „Rezeptorenfeld im Nacken" (Hassenstein 1970, zitiert nach Wolff 1981) mit Nozi- und Propriozeptoren repräsentiert werden. Als seine Teilaufgabe im gesamten Halte- und Bewegungsapparat wurde die Steuerung der Kopfhaltung im Raum und zum Körper erkannt, alles dies im Gesamtsystem der Gleichgewichts- und Körperkontrolle, welches optisches, vestibuläres, extero- und propriosensibles und optokinetisches System umgreift. Es wird die Auffassung vertreten, daß funktionelle Gelenkstörungen u. a. zu einer Erhöhung des afferenten nozizeptiven Einstroms führen.

Das zentrale Beweisstück ist die Existenz des zervikalen Nystagmus (Hülse 1983), der auch in 2 Fällen dieser Untersuchung nachgewiesen werden konnte und eine Differentialdiagnose gegenüber A. vertebralis-Einflüssen erlaubt.

Unter Benutzung der psychischen Reaktion auf chronischen Schmerz, des „algogenen Psychosyndroms" (nach Wörz 1977), kristallisiert sich ein „posttraumatisches zervikookzipitales Syndrom" heraus, dessen Existenz und ätiologische Genese nun nachvollzogen werden können, ohne daß eine Beeinflussung der A. vertebralis vorliegen müßte.

Die vorliegenden Untersuchungen waren geeignet, eine deutlichere Kontur des Beschwerdebildes zu zeichnen, das auch schon früher von Wiesner u. Mumenthaler (1975) in Umrissen angegeben wurde.

Das Freiburger Persönlichkeitsinventar ergab nur bei einem Teil der Nachuntersuchten eine typische psychosomatisch-depressive Klassifizierung: d.h. außer einer depressiven Gemütslage besteht eine starke Neigung, seelische Spannung im Körperlichen abzureagieren. Leider ist jetzt nicht mehr ersichtlich, ob dies Züge der Grundpersönlichkeit sind oder ein reaktives Geschehen.

Die manuelle Nachuntersuchung ergab bei einem hohen Anteil der Patienten mit noch vorhandenen Beschwerden Befunde an der HWS und an den Kopfgelenken, die eine Interpretation der gefundenen pathologischen Funktion im Sinne der Rezeptortheorie („Nozizeption") zulassen. Richtigkeit vorausgesetzt, bedeutet dies für die Begutachtungspraxis, daß funktionelle Störungen des Kopfgelenkbereichs berücksichtigt und gegenüber den Veränderungen der unteren HWS, die mit Kopfschmerzen nur mittelbar zusammenhängen, stärker gewichtet werden müßten.

Die persönlichen Äußerungen der Befragten zu ihren Beschwerden, Behandlung, Begutachtung und Rehabilitation – seelisch, sozial, beruflich – fordern auf,

- bei der primären Prävention zur Verbesserung der inneren Sicherheit von Kraftfahrzeugen mitzuwirken,
- bei der sekundären Prävention in der Behandlungsfrühphase sofort das Richtige zu tun, und sei dies die Weiterüberweisung,
- die „Spätzustände" zu akzeptieren und damit die Verunfallten vom Stigma der „Simulation" zu befreien.

Literatur

ADAC (1979) Autositze müssen sicherer werden. ADAC-MOTORWELT 4: 20–26

ADAC (1982) Der Kopf kommt oft noch viel zu kurz. ADAC-MOTORWELT 2: 36–37 (ausführlichere Darstellung bei Rossberg 1982)

Arens W (1977) Beurteilung einzelner Organschädigungen – Halswirbelsäule. In: Marx HH (Hrsg) Medizinische Begutachtung – Grundlagen und Praxis, 3. Aufl. Thieme, Stuttgart

Arlen A (1979) Biometrische Röntgenfunktionsdiagnostik der HWS. Fischer, Heidelberg (Schriftenreihe Manuelle Medizin, Bd 5)

Barolin GS, Meixner M (1981) Vertebragen (mit-)verursachter Kopfschmerz. Therapiewoche 31: 6987–7008

Barré JA, Lieou YCh (1928) Le syndrome sympathique cervicale postérieur. Schuler und Kind, Straßburg

Bärtschi-Rochaix W (1949) Migraine cervicale. Huber, Bern

Baumgartner H (1983) Die Manualtherapie bei Lumbago. Therapiewoche 33: 2580–2596

Bente D, Schmid EE (1952) Zur Klinik und Therapie der Krankheitsbilder bei Osteochondrose der Halswirbelsäule. Medizinische: 818–822

Bitterli J (1976) Spondylogener Kopfschmerz und manuelle Therapie. Eine Studie von 33 Fällen. Ther Umsch 33: 679–684

Bitterli, J, Graf R, Robert F, Adler R, Mumenthaler M (1977) Zur Objektivierung der manualtherapeutischen Beeinflußbarkeit des spondylogenen Kopfschmerzes. Nervenarzt 48: 259–262

Bobath B (1976) Abnorme Haltungsreflexe bei Gehirnschäden, 3. Aufl. Thieme, Stuttgart

Braaf MM, Rosner S (1975) Trauma of cervical spine as cause of chronic headache. J Trauma 15: 441–446

Burow K (1974) Zur Verletzungsmechanik der Halswirbelsäule. Dissertation FB Verkehrswesen der Technischen Universität Berlin

Campbell DG, Parsons CM (1944) Referred head pain and its concomitants. Report of preliminary experimental investigation with implications for the post-traumatic „head" syndrome. J Nerv Ment Dis 99: 544–551

Cohen LA (1961) Role of eye and neck proprioceptive mechanisms in body orientation and motor coordination. J Neurophysiol 24: 1–11

Cotta H (1980) Orthopädie, 2. Aufl. Thieme, Stuttgart

Daniels DL, Williams AL, Haughton VM (1983) Computed tomographie of the articulations and ligaments at the occipito-atlanto-axial region. Radiology 146: 706–716

Davis D (1953) A common type of vertigo relieved by traction of the cervical spine. Ann Intern Med 38: 778–786

Decroix G, Waghemacker R (1965) L'electronystagmographie et la cupulométrie – moyen objectif d' évaluation séméiologique et de controle d'éfficacité des manipulations vertébrales dans le syndrome de l'artère vertébrale. Ann Méd Phys 8: 23–35

De Jong RN (1958) The Neurologic examination; incorporating the fundamentals of neuroanatomy and neurophysiology, 2nd ed. Hoeber-Harper, New York

Delank HW (1972) Klinisch-neurologische Diagnostik nach Schleudertraumen der HWS. Hefte Unfallheilkd 110: 34–38

Delank HW (1978) Neurologische Symptomatik der Verletzungen. Die Zerviko-Okzipitalregion. Hippokrates, Stuttgart (Die Wirbelsäule in Forschung und Praxis, Bd 76 S 88–93)

Delcambre B (1977) Céphalées et rachis cervical. Lille Méd 22: 116–120

Dotzauer G (1978) Die Okzipito-Zervikalregion aus der Sicht des Gerichtsmediziners. Hippokrates, Stuttgart (Die Wirbelsäule in Forschung und Praxis, Bd 76, S 72–79)

Dvorak J (1982) Neurologie der Wirbelbogengelenke. Manuel Med 20: 77-84

Dvorak J (1984) Schleuderverletzungen der Halswirbelsäule - Anatomie, Pathologie und Biomechanik des kraniozervikalen Überganges. Status und Zwischenbericht. Neurologische Universitätsklinik, Inselspital, Bern

Edmeads J (1978) Headaches and head pains associated with diseases of the cervical spine. Med Clin North Am 62/3: 553-544

Erdmann H (1973) Die Schleuderverletzung der Halswirbelsäule. Hippokrates, Stuttgart (Die Wirbelsäule in Forschung und Praxis Bd 56)

Faller A (1976) Repetitorium anatomicum der Kopfgelenke. Schweiz Rundschau Med (PRAXIS) 65: 1034-1036

Farbman AA (1973) Neck sprain. Associated factors. JAMA 223: 1010-1015

Fick R (1911) Handbuch der Anatomie und Mechanik der Gelenke. Teil 3: Spezielle Gelenk- und Muskelmechanik. Fischer, Jena

Finzen A (1979) Medikamentenbehandlung bei psychischen Störungen. Psychiatrie-Verlag, Rehburg-Loccum

Fischer D., Palleske H (1976) Das EEG nach der sogenannten Schleuderverletzung der Halswirbelsäule (zerviko-zephales Beschleunigungstrauma). Zentralbl Neurochir 37: 25-35

Fredrickson JM, Schwarz D, Kornhuber HH (1965) Convergence and interaction of vestibular and deep somatic afferents upon neurons in the vestibular nuclei of the cat. Acta Otolaryngol (Stockh) 61: 166

Galletti R, Carnevalini A, Duranti R (1974) La cefalea da cervicartrosi. Interpretazione fisiopatogenetica del sintoma dolore. Rheumatismo 26: 201-222

Gay JR, Abbott KH (1953) Common whiplash injuries of the neck. JAMA 152: 1698-1704

Giebel MG (1966) Schleudertrauma der HWS. Langenbecks Arch Klin Chir 316: 457-461

Gotten N (1956) Survey of one hundred cases of whiplash injury after settlement of litigation. JAMA 162: 865-867

Gray LP (1956) Extra labyrinthine vertigo due to cervical muscle lesions. Laryngol Otol 70: 352-361

Gutzeit K (1956) Der vertebrale Faktor im Krankheitsgeschehen. Röntgenkunde und Klinik vertebragener Krankheiten. Hippokrates, Stuttgart (Die Wirbelsäule in Forschung und Praxis, Bd 1) Nachdruck in Manuelle Med (1981) 19: 66-73

Haas JP (1977) Die biographisch-psychologischen Hintergründe der Migräne (bei Frauen). Psychologische Dissertation, Universität Salzburg

Hinz P (1970) Die Verletzung der Halswirbelsäule durch Schleuderung und durch Abknickung. Hippokrates, Stuttgart (Die Wirbelsäule in Forschung und Praxis, Bd 47)

Hinz P (1971) Die Begutachtung des Schleudertraumas. Aktuel Traumatol 1: 151-152

Hinz P (1978) Die körperliche Untersuchung der Wirbelsäule im Rahmen der Begutachtung. Tagung der LV der gewerbl. Berufsgenossenschaften. Hauptverband der gewerbl. Berufsgenossenschaft e. V., Bonn (Schriftenreihe Unfallmedizin, Heft 36, S 273-280)

Hodge JR (1971) The whiplash neurosis. Psychosomatics 12: 245-249

Hufschmidt HJ (1959) Die Innervation der Rückenmuskulatur des Menschen. Pflügers Arch 269: 1-9

Hufschmidt HJ (1961) Bausteine motorischer Regelung. Schweiz Arch Neurol Psychiatr 87: 260-280

Hufschmidt HJ (1962) Überblick über die Physiologie und Klinik der Motorik, Bd 33, Heft 5. Hippokrates, Stuttgart, S 181-191

Huguenin F (1984) Der intrakanalikuläre Bandapparat des zerviko-okzipitalen Überganges. Eine klinische und diagnostische Studie seiner Funktion und seiner Verletzungen. Manuelle Med 22: 25-29

Hülse M (1981) Die Gleichgewichtsstörung bei funktioneller Kopfgelenksstörung - Klinik und Differentialdiagnostik. Manuel Med 19: 92-98

Hülse M (1983) Die zervikalen Gleichgewichtsstörungen. Springer, Berlin Heidelberg New York

Janzen R (1966) Schleudertrauma der Halswirbelsäule. Neurologische Probleme. Langenbecks Arch Klin Chir 316: 461-469

Kapandji IA (1979) Physiologie articulaire. Fascicule III. Tronc et Rachis. Maloine, Paris

Kayser-Gatchalian MC, Kayser K, Bischoff H (1976) Die Insuffizienz der AA. Vertebralis und Basilaris. Nervenarzt 47: 562-570

Kerr FWL (1961) Structural relation of the trigeminal spinal tract to upper cervical roots and the solitary nucleus in the cat. Exp Neurol 4: 134

Knese KH (1949) Kopfgelenk, Kopfhaltung und Kopfbewegung des Menschen. Z Anat Entwicklungsgesch 114: 67–107

Kornhuber HH (1966) Physiologie und Klinik des zentralvestibulären Systems. In: Berendes J, Link R, Zöllner F (Hrsg) Hals-Nasen-Ohrenheilkunde Bd 3/3. Thieme, Stuttgart, S 2150

Krämer G, Hopf HC (1981) Zerebrale Störungen nach isolierten „HWS-Schleudertraumen" (zerviko-zephalen Beschleunigungstraumen). Aktuel Traumatol 11: 114–119

Kuhlendahl H (1966) Schleudertrauma der Halswirbelsäule. Neurochirurgische Probleme. Langenbecks Arch Klin Chir 316: 470–475

Kuschinsky G, Lüllmann H (1977) Kurzes Lehrbuch der Pharmakologie, 8. Aufl. Thieme, Stuttgart

Lange M, Hipp E (1981) Lehrbuch der Orthopädie und Traumatologie, Bd 2: Erworbene Erkrankungen. Teil 2: Spezieller Teil, 2. Aufl. Enke, Stuttgart

Lange W (1972) Die Reaktion des Systems Kopf-Halswirbelsäule bei stoßartiger Beschleunigung des Torsos. Hefte Unfallheilkd 110: 9–15

Lanz T von, Wachsmuth W (1979) Praktische Anatomie, Bd 1. 1. Teil: Kopf. Springer, Berlin Heidelberg New York

Lindner H (1986) Zur Chronifizierung posttraumatischer Zustände der HWS und der Kopfgelenke. Manuelle Med 24: 77–80

MacNab I (1964) Acceleration injuries of the cervical spine. J Bone Joint Surg [Am] 46: 1797–1799

McCouch GP, Deering ID, Ling TH (1951) Location of receptors for tonic neck reflexes. J Neurophysiol 14: 191

Magnus R (1924) Körperstellung. Springer, Berlin

Maigne R (1977) Douleurs d'origine vertébrale et traitements par manipulations. Expansion scientifique, Paris

Missal SC (1960) Head and neck manifestations of the cervico-occipital syndrome. Trans Am Acad Ophthalmol Otol 64: 507–523

Moser M, Simon H (1977) Der Zervikalnystagmus als objektiver Befund beim HWS-Syndrom und seine Beeinflußbarkeit durch Manualtherapie. HNO 25: 265–268

Mumenthaler M (1980) Der Schulter-Arm-Schmerz. Huber, Bern

Neumann H-D (1978) Skriptum zum Informationskurs der deutschen Gesellschaft für Manuelle Medizin, 2. Aufl. Bühl/Baden

Pöldinger W (1978) Psychische Wurzeln körperlicher Leiden erkennen. Der Deutsche Arzt 1: 20–31

Reisner H (1980) Klinische Übersicht. In: Wieck HH (Hrsg) Neurotraumatologie. 8. Internationales Symposium Erlangen 1979. Thieme, Stuttgart

Rossberg RR (1982) Die Angst im Nacken. Stern Magazin 35: 50–57, Heft Nr. 4

Schernikau H (1976a) Vertebragener Kopfschmerz im Kindesalter. Pädiatr Grenzgeb 15: 147–151

Schernikau H (1976b) Über das enzephale Syndrom nach Halswirbelsäulentrauma im Kindesalter. Pädiatr Grenzgeb 15: 153–156

Scherzer EB (1975) Gutachtliche Beurteilung von Kopfschmerzen nach Unfällen. MMW 117: 1961–1964

Schmidt RF, Thews G (1976) Einführung in die Physiologie des Menschen, 17. Aufl. Springer, Berlin Heidelberg New York

Spector B (1948) Neuroanatomic mechanisms underlying vertigo and nausea. Bull N Engl M Center 10: 145–154

Struppler A, Thoden U, Thomalske G (1980) Kopfschmerzen nach Unfällen – nicht traumabedingt? Ärztl Prax 32: 1720–1722

Test (1979) Zu wenig Schutz beim Frontalaufprall. Test 14/4: 290–296

Thabe H (1982) Die Elektromyographie als Befunddokumentation bei Therapie von Kopfgelenks- und Kreuzdarmbeingelenksblockierungen. Manuel Med 20: 131–136

Thoden U, Golsong R, Wirbitzky J (1975) Cervical influence on single units of vestibular and reticular nuclei in cats. Eur J Physiol 101: 355

Vogt N, Jürgens HW, Reelfs H, Helbig K (1980) Welche Sitze sind Spitze? STERN-Autojournal 33: Heft Nr. 37 vom 11. 11. 1980

Wiesner H, Mumenthaler M (1975) Schleuderverletzung der Halswirbelsäule. Eine katamnestische Studie. Arch Orthop Unfall Chir 81: 13–36

Wittek R (1980) Prognostische Möglichkeiten bei Bandscheibenoperationen. Psychologische Dissertation, Universität Ulm

Wolff HD (1964) Bemerkungen zur Theorie der manuellen Behandlung von funktionellen Gelenkstörungen. IVe Conférence des Maladies Rhumatismales - Aix-les-Bains: Les Thérapeutiques Médicales des Affections Rhumatismales. Imprimerie Generale Grenoble, Juni 1964, S 587-95

Wolff HD (1968) Theorien manueller Medizin. Orthop Praxis 4: 112-127

Wolff H-D (1981 a) Die Sonderstellung des Kopfgelenkbereiches aus gelenkmechanischer, muskulärer und neurophysiologischer Sicht. Z Orthop 119: 684-686

Wolff HD (1981 b) Bemerkungen zum Begriff: Das Arthron. Grundlagen eines funktionellen Denkens am Bewegungsapparat. Manuelle Med 19: 74-77

Wolff H-D (1982) Schwindel und hohes Zervikalsyndrom - Klinisches Bild, Diagnostik und Therapie. Z Allg Med 58: 509-515

Wolff H-D (1983) Neurophysiologische Aspekte der Manuellen Medizin, 2. Aufl. Springer, Berlin Heidelberg New York

Wörz R (1977) Psychiatrische Aspekte des Schmerzes und der Schmerztherapie. Therapiewoche 27: 1790-1801

Anhang

- 1 -

Frageoogen-Nr: Geschlecht: männlich ☐ weiolich ☐

Unfalldatum:__.__.19__ Körpergröße:____cm Gewicht:____kg

Kopfstütze war: nicht vorhanden ☐ aufgesteckt ☐ fest eingebaut ☐

Automarke: Waren Sie <u>fest angegurtet?</u> ja ☐

   Typ: nein ☐

  Baujahr: 19___

Fuhr ein anderer PKW ☐ oder LKW ☐ auf Ihren Wagen auf? ja ☐

                                                    nein ☐

Bitte markieren Sie in der abgebildeten Schemazeichnung Ihres
Fahrzeugs Ihre Sitzposition mit einem Kreuz ✗ sowie die Rich=
tung, aus der Sie gerammt wurden, mit einem Pfeil ↗ !

Prallten Sie anschließend ja ☐

noch auf Ihren Vordermann? nein ☐

Wurde Ihr Wagen herumgeschleudert? ja ☐

                                      nein ☐

Ist Ihre Sitzlenne aogeorochen? ja ☐

                                      nein ☐

Wurde Ihr Sitz aus der ja ☐

Verankerung gerissen? nein ☐

Die nachfolgende Taoelle oezieht sich auf die an beiden Fahrzeugen
entstandenen Schäden. Sofern Sie über die Daten verfügen, markieren
Sie oitte mit ✗ ozw. tragen Sie die entsprechenden Zahlen ein!

Eigenes Fahrzeug	km/h				DM
	ungefähre Geschwindigkeit	noch fahrbereit	wurde abgeschleppt	Total= schaden	Reparatur= kosten in DM
Fahrzeug d.Unfall gegners	km/h				DM

└Automarke: Typ: Baujahr:19___

- 2 -

<u>FRAGEN ZUR FRÜHPHASE</u>

Wohin schauten Sie, als es krachte? Ich weiß es nicht mehr☐
Geradeaus☐   Ich habe den Kopf gedreht☐ nach rechts☐ n.links☐
Wie fühlten Sie sich <u>direkt nach dem Unfall</u>? Klar und wach☐
benommen☐   bewußtlos☐ Würden Sie bitte angeben, wie lange
dieser Zustand etwa dauerte? ___ Sekunden,___ Minuten,___ Stunden.
War Ihnen schwarz vor Augen? Ich weiß nicht mehr☐   ja☐ nein☐
War Ihnen übel und schlecht? Ich weiß nicht mehr☐   ja☐ nein☐
mußten Sie erbrechen?   Ich weiß nicht mehr☐   ja☐ nein☐
Verspürten Sie <u>sofort</u> nach dem Unfall Kopfschmerzen? ja☐ nein☐
Wenn Sie <u>erst später</u> Kopfschmerzen verspürten: in welchem zeitli=
chen Abstand traten sie auf? Nach___Minuten,___Stunden,___Tagen.
Welche körperlichen Verletzungen erlitten Sie über das Halswirbel=
säulen-Schleudertrauma hinaus an Brustkorb, Rippen, Lendenwirbel=
säule und Becken? Keine☐   Bitte aufzählen!_________________

____

____

Leiden Sie noch heute unter Kopfschmerzen?   nein☐   ja☐
Sind diese <u>im Tagesverlauf</u> in ihrer Stärke immer gleich?   ja☐
nein☐   Wenn nein, wann sind sie am heftigsten?
beim Erwachen im Bett☐   bei körperl.Anstrengung ☐
      beim Aufstehen☐   nachmittags☐
          morgens☐   abends☐
          mittags☐   nachts☐
An welchen Stellen sind Ihre Kopfschmerzen am stärksten? Bitte
in folgendes Schema einzeichnen, evtl. auch Schmerzen in Schulter
und Nacken!

- 3 -

<u>FRAGEN ZUR THERAPIE</u>

Welche Schmerzmittel nehmen Sie noch heute gegen die Kopfschmerzen?
überhaupt keine mehr ☐   einmal im Monat ☐   einmal pro Woche ☐
alle drei Tage ☐   jeden Tag ☐   (Bitte hier genau aufschreiben:
Präparatname, wieviel Stück von Tabletten-Tbl, Dragees-Drg, Kap=
seln-Kps, Tropfen-Trpf oder Zäpfchen-Zä dabei angeben!):

____

____

Was tun Sie sonst noch gegen die Beschwerden?   Massagen ☐
Salben u. Packungen ☐   Halskrawatte ☐   Nackenrolle ☐
Werden Sie dadurch beschwerdefrei?   ja ☐   nein ☐

> Hatten Sie an dem Tag, an dem Sie zur Erstellung des medizini=
> schen Gutachtens ärztlich untersucht wurden, irgendein Schmerz=
> mittel oder andere Medikamente morgens eingenommen? nein ☐
> ja ☐   Welches und wieviel?

<u>FRAGEN ZUR SITUATION AM ARBEITSPLATZ</u>

Welche berufliche Tätigkeit übten Sie vor dem Unfall aus?

____

Sind Sie wieder wie früher in den Arbeitsprozeß eingegliedert? ja ☐
nein ☐   Arbeiten Sie vollschichtig ☐   oder nur teilschichtig ☐?
Haben Sie den Arbeitsplatz wechseln müssen? nein ☐   ja ☐
Sind Sie arbeitslos geworden? nein ☐   ja ☐   Sind Sie umgeschult
worden? nein ☐   ja ☐   Können Sie Ihrem Beruf voll und ohne
Beeinträchtigung nachkommen? ja ☐   nein ☐   Haben sich durch
den Unfall Ihre finanziellen Verhältnisse verschlechtert? nein ☐   ja ☐
<u>Nur für Frauen:</u> Falls Sie Hausfrau sind, können Sie alle häusli=
chen Arbeiten allein verrichten? ja ☐   nein ☐
Sind Sie auch jetzt noch auf Hilfe angewiesen? nein ☐   ja ☐

- 4 -

<u>BESCHWERDEN NACH DEM UNFALL</u>

Welche der hier aufgelisteten Beschwerden haben Sie nach dem Un=
fall in der Folgezeit bemerkt? Bitte durch Ankreuzen ✗ markieren!

<u>Bewegungsein=</u> Kopf 21	<u>Schwäche</u> in den Armen 24
<u>schränkung</u> von: Arm 22	" Händen 25
" Schulter 23	" Beinen 26
<u>Schwere</u> in den Armen 28	" im ganzen Körper 27
" auf den Schultern 29	

<u>Empfindungen</u> in Händen ☐ und Armen ☐ : nächtliche Schmerzen 30

Kribbeln 31   Brennen 32   Taubheit, wie "eingeschlafen" 33

<u>Augen:</u> verschwommenes Sehen 34   Flimmern und Funken 36

         schwarz vor Augen 35   schwarze Flecken 37

<u>Gehör:</u> Rauschen 38   Pfeifen oder Brummen 39 rechts ☐ links ☐

schlechteres Hören auf beiden Ohren 40   nur rechts ☐ nur links ☐

<u>Verschiedenes:</u>

"Kloß im Hals" 41	Zucken d.Augenlider 50	Drehschwindel ("Karussell") 59
Augentränen 42	Benommenheit 51	morgens wie zerschlagen 60
Nasenlaufen 43	feuchte Hände 52	Konzentrationsschwäche 61
kalte Füße 44	um den Mund "taub" 53	geschwollene Augenlider 62
kalte Hände 45	Appetitlosigkeit 54	"Alles dreht sich nach links" 63
Schwitzen 46	unsicheres Gehen 55	"Alles dreht sich n. rechts" 64
Frösteln 47	Zittern der Hände 56	häufigere Erkältungen 65
Übelkeit 48	entzündete Augen 57	unbeabsichtigtes Fallen=
Erbrechen 49	Schluckbeschwerden 58	lassen von Gegenständen 66

<u>Überempfindlichkeit</u> gegen bzw. Unverträglichkeit von: Alkohol 67

Wetterumschlag 68   grelles Licht 69   Lärm 70   Hitze 71

Verringerung der sexuellen Kraft (Potenz), Erlebnisverlust 72

      Verminderung sexueller Vorstellungen und Verlangens 73

         Ausbleiben oder Störung der Regelblutung 74

- 5 -

Unter welchen Beschwerden leiden Sie heute immer noch? Bitte
die Kennziffern der entsprechenden Kästchen von Seite 4 hier
aufschreiben! Nr. _______________________________________

Welche dieser Beschwerden hatten Sie schon vor dem Unfall?
Nr. _________________________________ überhaupt keine☐

Wenn Sie zu den Patienten gehören, die unter Kopfschmerzen,
Nackenschmerzen oder Schwindelgefühl leiden: Um welche Beschwer=
den handelt es sich bei Ihnen? _______________________________

____

Diese wurden von Ihnen gleich so ernst genommen, daß Sie des=
wegen sofort zum Arzt gegangen sind? ja☐   nein☐

Wenn nein, wie lange haben Sie gewartet, bis Sie einen Arzt
aufgesucht haben? ___ Stunden, ___ Tage, ___ Wochen.

Warum haben Sie so lange gewartet? _______________________________

____

Wie wurden diese Beschwerden behandelt?_______________________

____

Waren Sie mit der Behandlung zufrieden? ja☐   nein☐   nie☐

Warum nicht?____

____

FRAGEN ZUR SEELISCHEN SITUATION

Die folgenden Fragen beziehen sich auf Ihr derzeitiges Befinden.

Fühlen Sie sich tagsüber niedergeschlagen oder erschöpft? nein☐ ja☐

Fühlen Sie sich besonders bedrückt oder beengt? nein☐   ja☐

Empfinden Sie körperliche oder seelische Schwere? nein☐   ja☐

Fühlen Sie sich öfter nervös oder innerlich gespannt und ängst=
lich? nein☐   ja☐

Haben Sie Schwierigkeiten, ein- oder durchzuschlafen? nein☐   ja☐

- 6 -

Ist dies eine Folge Ihrer Schmerzen? nein ☐   ja ☐

Sind Sie - obwohl Sie keine Schmerzen haben - schlaflos? nein ☐   ja ☐

Wachen Sie durch Kopfschmerzen früher als gewohnt auf? nein ☐   ja ☐

Wachen Sie zur normalen Zeit mit Kopfschmerzen auf? nein ☐   ja ☐

Haben Sie nach dem Unfall nachts vermehrt unter Angst- bzw.

Alpträumen gelitten? nein ☐   ja ☐

Schlafen Sie vornehmlich auf dem Rücken ☐ , auf dem Bauch ☐

auf der rechten Seite ☐   auf der linken Seite ☐?

Auf welcher Seite schliefen Sie vor dem Unfall? _______________

Ist Ihnen diese Schlafstellung auch heute noch bequem? ja ☐   nein ☐

Fühlen Sie sich am Morgen ☐   oder am Abend ☐   besser und haben

Sie diesbezügliche Veränderungen an sich bemerkt? nein ☐   ja ☐

Haben Sie schon früher längerdauernde Zustände von gehobener

Stimmung ☐   oder depressiver Bedrückung ☐   erlebt? nein ☐   ja ☐

Hatten Familienangehörige auch einmal Beschwerden, wie Sie sie

jetzt haben? nein ☐   ja ☐

Litten Blutsverwandte an Depression ☐   oder kamen Selbstmord=

handlungen vor? nein ☐   ja ☐

Haben Sie auch schon daran gedacht, sich das Leben zu nehmen?

nein ☐   ja ☐

Haben Sie sich von Freunden und Bekannten etwas zurückgezogen ☐

oder fühlen Sie sich von ihnen vernachlässigt? nein ☐   ja ☐

Haben Sie das Gefühl, irgendwie zu versagen? nein ☐   ja ☐

Haben Sie Minderwertigkeits- ☐ oder Schuldgefühle? nein ☐   ja ☐

Entfalten Sie in Beruf und Freizeit weniger Initiative als frü=

her? nein ☐   ja ☐

Sind in Ihrer persönlichen Umgebung außer Ihrem Unfall damals wei=

tere seelisch erschütternde Ereignisse (Tod, Krankheit, Scheidung,

Partnerverlust etc.) eingetreten? nein ☐   ja ☐, _______________

- 7 -

Ist Ihnen und Ihrer Umgebung aufgefallen, daß Sie sich nach
dem Unfall in Ihrem Wesen verändert haben? nein☐   ja☐

Sind Sie reizbarer☐   aggressiver☐   unbeherrschter☐

empfindlicher☐   bzw. unkonzentrierter☐   geworden? nein☐

ja☐

<u>FRAGEN ZUR VORGESCHICHTE UND LEBENSGEWOHNHEITEN</u>

Unter welchen Krankheiten litten Sie vor dem Unfall?

Hohem Blutdruck☐   Blutdruckwert:____ zu ____ mmHg

Niedrigem Blutdruck☐   Wert:____ zu ____ mmHg

Schwankendem Blutdruck☐   ____ zu ____ bis ____ zu ____ mmHg

Herzkrankheit☐   Zuckerkrankheit☐   Gallenkrankheit☐   Migräne☐

Ist Migräne in Ihrer Familie (Blutsverwandte) vorgekommen? nein☐

Rauchen Sie? nein☐   ja☐, ____ Zigaretten pro Tag   ja☐

Trinken Sie regelmäßig Alkohol? nein☐   ja☐, ____ Glas Bier ,

____ Glas Wein , ____ Glas Schnaps pro Tag.

Wurden Sie früher leicht seekrank☐   bzw. wurde Ihnen in Fahr=
zeugen/Karussell/Achterbahn☐   schnell übel? nein☐   ja☐

<u>FRAGEN ZUR BEGUTACHTUNG</u>

Wann wurde Ihr Entschädigungs- bzw. Rentenverfahren abgeschlossen?
Bisher noch nicht☐   ja☐, am __ . __ . 19__ (Datum)
Sind Sie der Meinung, daß das Ergebnis der Begutachtung den Sach=
verhalt richtig wiedergibt? ja☐   nein☐   Wenn nein, warum füh=
len Sie sich unverstanden oder nicht richtig begutachtet? Bitte
Gründe angeben! ____

____

____

Wären Sie eventuell bereit, sich zur Unterstützung unserer wissen=
schaftlichen Arbeit zu einer Nachuntersuchung zur Verfügung zu
stellen? nein☐   ja☐ Wie sind Sie gegebenenfalls zu erreichen?
Adresse: Telefon-Nr.:

Danksagung

Diese Dissertation entstand auf Anregung des Lehrbeauftragten für manuelle Medizin der Universität des Saarlandes an der Orthopädischen Universitätsklinik Homburg/Saar, Herrn Dr. H.-D. Wolff, im Einvernehmen mit dem Direktor der Orthopädischen Universitätsklinik, Herrn Prof. Dr. H. Mittelmeier, und dem Direktor der Neurochirurgischen Universitätsklinik, Herrn Prof. Dr. F. Loew.

Ich danke Herrn Dr. Wolff für seine Ratschläge und unermüdliche Unterstützung und Herrn Prof. Dr. Mittelmeier für die Vorbesprechung des Manuskriptes.

Ich danke Herrn Chefarzt Dr. W. Arens, Berufsgenossenschaftliche Unfallklinik Ludwigshafen/Oggersheim, daß er mir Gutachten seines Hauses zur Auswertung zur Verfügung stellte.

Für wertvolle Hinweise und Ratschläge danke ich ferner: Herrn Prof. Dr. Ing. H. Appel, Technische Universität Berlin, Herrn Prof. Dr. med. P. Hinz, Orthopädische Klinik Landstuhl, Herrn Prof. Dr. med. M. Hülse, Städtische Kliniken Mannheim, Herrn Prof. Dr. med. A. Struppler, Neurologische Klinik der Technischen Universität München, Herrn Dr. rer. nat. Diplom-Physiker M. Schmidt, Saarbrücken, Herrn Diplom-Psychologen F. Steigerwald, Institut für medizinische Psychologie der Universitätsklinik Homburg, Herrn Privatdozenten Dr. med. R. Wörz, Schmerzklinik Mainz.

Zum Stichwort „Kopfschmerz und Halswirbelsäule" erhielt ich vom Deutschen Institut für medizinische Dokumentation und Information (DIMDI) wertvolle Literaturhinweise.